GUIA DA BOA SAÚDE

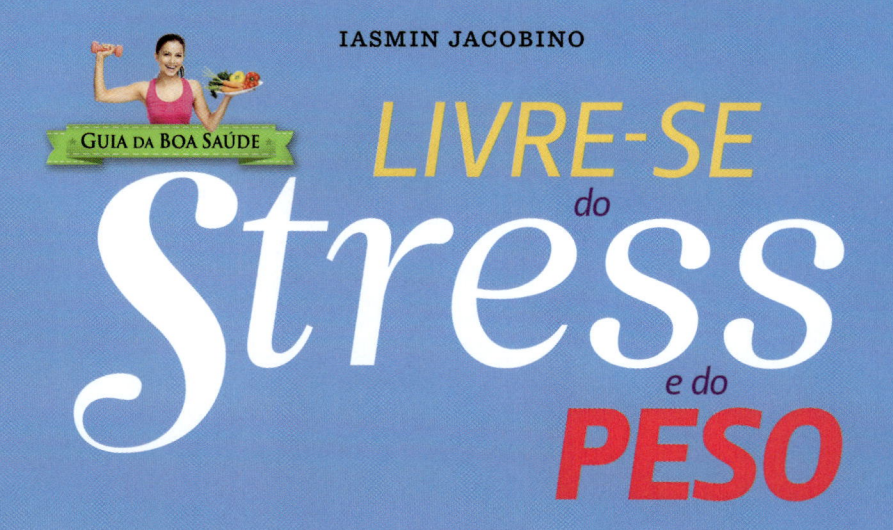

IASMIN JACOBINO

# LIVRE-SE do Stress e do PESO

**CUIDE BEM da MENTE e do CORPO**

CB060271

GUIA DA BOA SAÚDE · LIVRE-SE DO STRESS E DO PESO

## RECOMENDAÇÃO 1
### RESGUARDE-SE
É grande a tentação de experimentar uma dieta ou tratamento médico recomendado pelos meios de comunicação, assim como produtos que chegam com promessas de operar milagres. A melhor atitude, de imediato, é o resguardo. Não aceite como verdades absolutas aquilo que você vê na TV e nas revistas e jornais. Informe-se, investigue a procedência dos produtos, tente comprovar a eficácia das dietas e tratamentos antes de aceitá-los como "viáveis" para seu caso. A ansiedade por obter resultados para seus problemas de saúde pode provocar problemas ainda maiores e incontroláveis.

## RECOMENDAÇÃO 2
### FAÇA UMA CHECAGEM DOS PRODUTOS E DOS PROFISSIONAIS
Para adquirir produtos para tratamento de saúde ou para dietas, investigue a procedência deles, seus componentes, a validade, leia os rótulos. Somente avie receitas em farmácias de manipulação que tenham boa reputação. Do mesmo modo, informe-se sobre os profissionais médicos, suas qualificações, especialidades, tempo de atuação nas respectivas áreas, converse com pessoas que já estiveram sob seus cuidados.

## RECOMENDAÇÃO 3
### EVITE A AUTOMEDICAÇÃO
Produtos para tratar doenças, sejam quais forem, têm de ser garantidos por recomendação médica. Todos os remédios, mesmo os naturais, têm efeitos na saúde geral. Nenhum remédio é inócuo. As contraindicações mudam de caso a caso e precisa saber o que determinado medicamento pode provocar em seu organismo, identifique as possíveis alergias que você tem aos componentes dos remédios e aprenda a ler bulas com paciência e com muito cuidado.

**ATENÇÃO:** TOMANDO ESTAS MEDIDAS BÁSICAS VOCÊ SE HABILITA A FAZER QUALQUER TRATAMENTO MÉDICO SEM RISCOS E A TER SUCESSO NAS DIETAS QUE ESCOLHER.

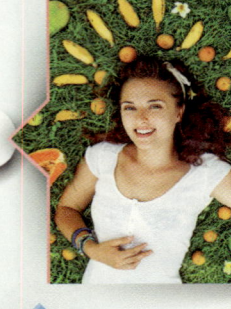

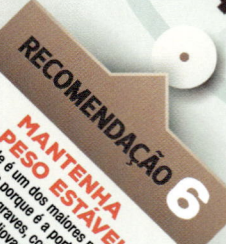

## RECOMENDAÇÃO 4
### SEJA DETERMINADO
Para fazer uma dieta é preciso perseverança e paciência. Desistir diante dos primeiros resultados desanimadores leva o indivíduo a uma espiral de fracassos que nem os melhores tratamentos podem mudar. Entenda que muitas vezes o problema não é a dieta nem o profissional que a recomendou, mas o indivíduo, que não tem força de vontade para levá-la adiante, mudando hábitos, seguindo as recomendações de combinar dieta com atividades físicas e, em alguns casos, medicação. Não creia em "dietas mágicas" que dispensem orientação médica, pois elas podem comprometer a sua saúde irreversivelmente!

## RECOMENDAÇÃO 5
### PRIVILEGIE O BEM-ESTAR
A preocupação com a estética não deve ser anteposta à preservação da saúde. Mantenha-se bem alimentado e fisicamente ativo, pois o sedentarismo prejudica o sistema circulatório e o bem-estar geral. Nenhuma pessoa pode se sentir psicologicamente bem com a inatividade física. O trabalho físico, seja ele qual for (caminhada, ginástica, esporte), tem de ter acompanhamento profissional, pois deve se adequar aos limites impostos pela idade, respeitar as características e condições físicas individuais.

## RECOMENDAÇÃO 6
### MANTENHA O PESO ESTÁVEL
A obesidade é um dos maiores males dos nossos tempos porque é a porta de entrada para doenças graves, como diabetes, hipertensão e cardiovasculares. Elimine o risco da obesidade mantendo uma alimentação equilibrada. Peça orientação especializada - um nutricionista pode formular um cardápio personalizado, de acordo com sua necessidade, sem desfavorecer o paladar.

# Recomendações

# APRESENTAÇÃO

Na sociedade contemporânea, observamos que cada vez mais as pessoas estão se preocupando com a imagem, sempre em busca do corpo perfeito, e a mídia é uma aliada dessa nova visão, agregando a palavra felicidade a tal estilo de vida, não importando se a forma como tentam encontrar esse caminho seja o mais benéfico à saúde. Não obstante, temos observado que o nível de stress está cada vez mais alto na sociedade, afetando tanto crianças quanto adultos.

Essas duas vertentes, obesidade e stress, se complementam, de forma que uma influencia o surgimento da outra. Este livro explica, de maneira simples, como ter uma vida equilibrada e saudável, eliminando esses fatores tão presentes no dia a dia da população mundial, por meio de mudanças de hábitos, como a alimentação, a prática de atividades físicas e também sugerindo maneiras de relaxar, tanto o corpo quanto a mente.

*Iasmin Jacobino*
EDITORA RESPONSÁVEL

**ATENÇÃO:** ANTES DE VOCÊ PROSSEGUIR A LEITURA, POR FAVOR, LEIA ESTA OBSERVAÇÃO IMPORTANTE: AS INFORMAÇÕES MÉDICAS CONTIDAS NESTE LIVRO NÃO SUBSTITUEM O DIAGNÓSTICO E O TRATAMENTO CLÍNICO OU PROFISSIONAL DA SAÚDE. É ACONSELHÁVEL, PARA AQUELES QUE APRESENTEM ALGUM SINTOMA, PROCURAR O MÉDICO.

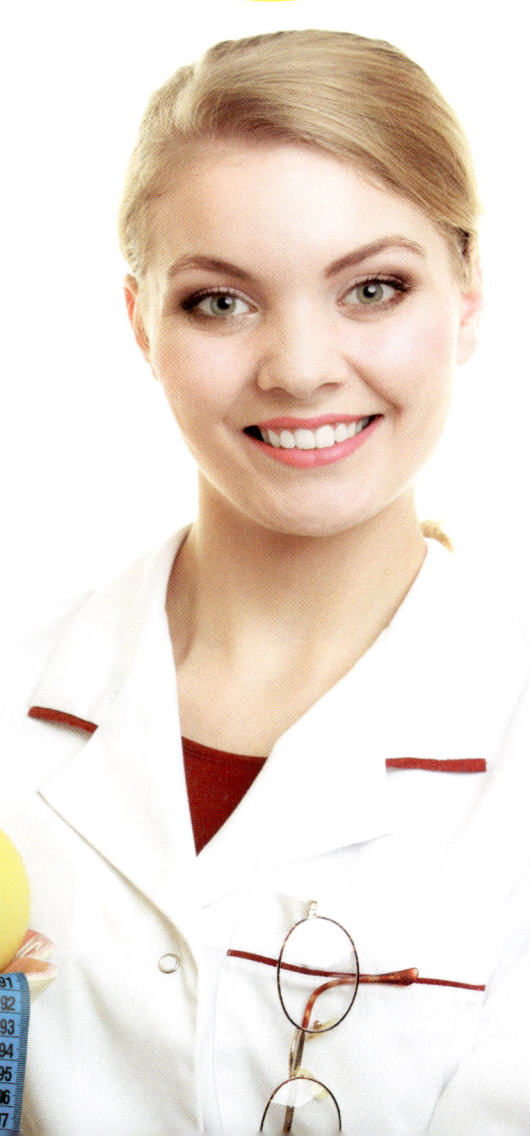

GUIA DA BOA SAÚDE    LIVRE-SE DO STRESS E DO PESO

IASMIN JACOBINO

# LIVRE-SE do Stress e do PESO

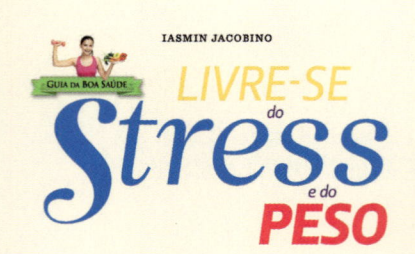

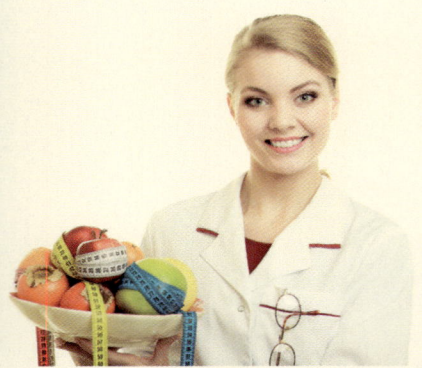

**RECOMENDAÇÕES** pág. 2
**APRESENTAÇÃO** pág. 3

## Capítulo 1
### O cuidado com o corpo
pág. 6

## Capítulo 2
### Entenda o peso
pág. 8

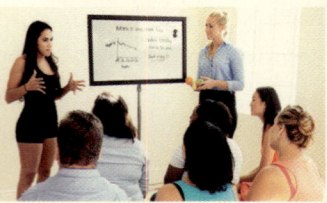

**COMPREENDENDO O SOBREPESO E A OBESIDADE** pág. 8

HÁ DIVERSOS FATORES QUE CONTRIBUEM PARA O AUMENTO DE PESO. ENTENDA, DE UMA VEZ POR TODAS, COMO O STRESS E A ANSIEDADE PODEM DIFICULTAR O CONTROLE DE PESO E LIBERTE-SE PARA SEMPRE DESSE PROBLEMA! pág. 10

**MEDIDAS DE UM CORPO SAUDÁVEL: COMO SABER QUE PRECISO EMAGRECER PARA TER UM CORPO SAUDÁVEL?** pág. 12

**O ESTILO DE VIDA DOS BRASILEIROS** pág. 13

## Capítulo 6
### Conhecendo um pouco o stress
pág. 26

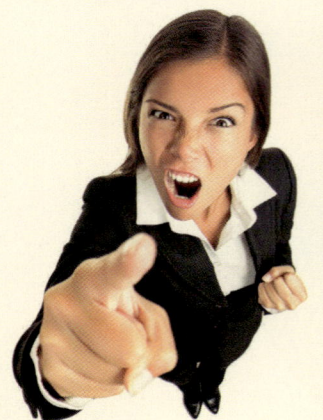

**O QUE É O STRESS?** pág. 27
**O QUE ACONTECE NO NOSSO CORPO DURANTE O STRESS?** pág. 28
**OS EFEITOS DO STRESS** pág. 29
**AS FASES DO STRESS DETALHADAMENTE** pág. 30

## Capítulo 7
### Combata o stress
pág. 32

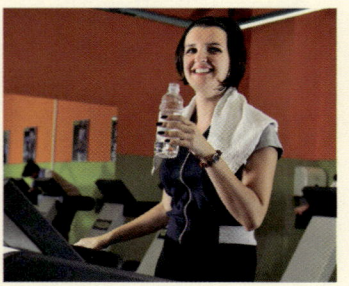

**COMBATA O STRESS, EQUILIBRANDO-O!** pág. 32
**A IMPORTÂNCIA DE RELAXAR** pág. 32
**COMO CONTROLAR O STRESS?** pág. 33
**REDUZINDO O STRESS NO AMBIENTE DE TRABALHO** pág. 35
**EQUILÍBRIO NA ALIMENTAÇÃO** pág. 35
**O STRESS ENGORDA!** pág. 37
**ALIVIE O STRESS, PINTANDO!** pág. 38

## Capítulo 8
### Tenha uma vida longa e saudável
pág. 40

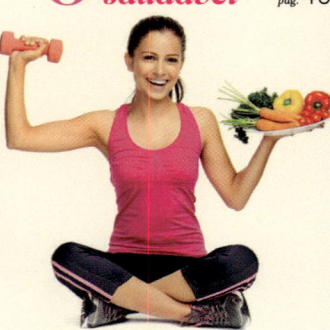

**O PODER DOS PENSAMENTOS POSITIVOS!** pág. 41
**PODEMOS INFLUENCIAR A REALIDADE** pág. 42
**COMO ESTA TEORIA É APROPRIADA** pág. 42
**ALONGUE-SE PARA MELHORAR OS MOVIMENTOS** pág. 44
**ALGUMAS TÉCNICAS PARA A PRÁTICA DE ALONGAMENTOS** pág. 44

## Capítulo 3 — Alto custo da obesidade
pág. 14

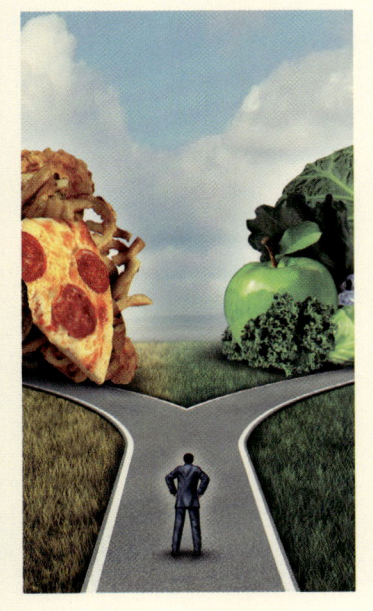

## Capítulo 4 — Cuidado com as dietas milagrosas!
pág. 16

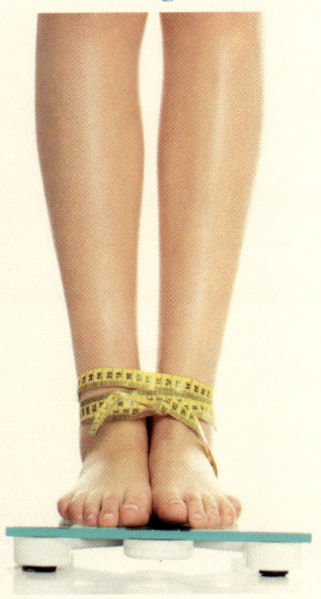

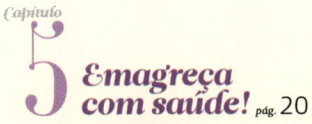

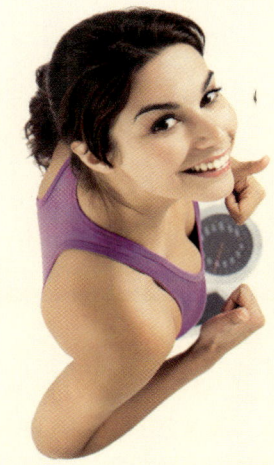

## Capítulo 5 — Emagreça com saúde!
pág. 20

**OS FATORES MOTIVACIONAIS** pág. 20
**IDENTIFICANDO OS COMPONENTES DE UMA ALIMENTAÇÃO BALANCEADA** pág. 23

## Capítulo 9 — Para uma boa noite de sono
pág. 46

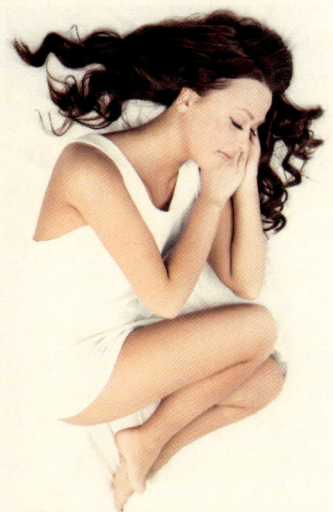

**PARA DORMIR MELHOR, BASTA COMER MENOS!** pág. 47
**PARE DE RONCAR!** pág. 47

## Capítulo 10 — Libere o stress melhorando seu relacionamento sexual
pág. 50

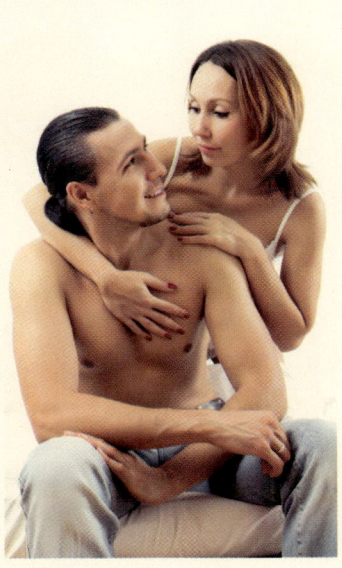

**RELAXAMENTO A DOIS** pág. 51

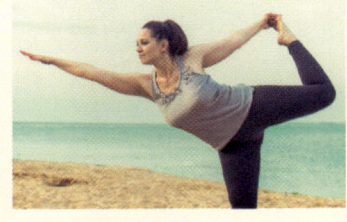

## Capítulo 11 — Mude seus hábitos!
pág. 54

**FIQUE MAIS TRANQUILO DIA APÓS DIA!** pág. 56
**COMECE BEM O FIM DE SEMANA!** pág. 57
**DEPOIS DE UM FINAL DE SEMANA TRANQUILO...** pág. 58
**VIAGEM IMAGINÁRIA** pág. 59
**BOLAS DE QI GONG** pág. 59
**REEDUCANDO A ALIMENTAÇÃO** pág. 62
**REEDUCANDO A ALIMENTAÇÃO ATRAVÉS DA DESINTOXICAÇÃO** pág. 62
**ESTIMULANDO A DESINTOXICAÇÃO** pág. 64

## Capítulo 1
# O cuidado com o corpo

**A**tualmente o corpo, visto como objeto, é bastante cultuado, porque a imagem e o consumo são o que prevalece. Nesse novo desejo da sociedade, o importante é ter o corpo perfeito tão propalado pela mídia, não importando se o custo-benefício vale a pena, se vai haver prejuízo para a saúde. A busca pelo corpo perfeito acaba sendo associada à felicidade, à necessidade de ter um corpo perfeito para satisfazer o outro, para estar nos padrões impostos pela indústria do consumo, da moda, levando a crer que a beleza externa é garantia de felicidade.

O corpo tem que ser bem definido, liso, leve, sem rugas, bonito, ideal. É o corpo social, no campo da razão; nele, tudo parece apreendido. Pior ainda: esse controle, sob a ilusão de que nada pode escapar, precisa ser produzido com o menor esforço possível.

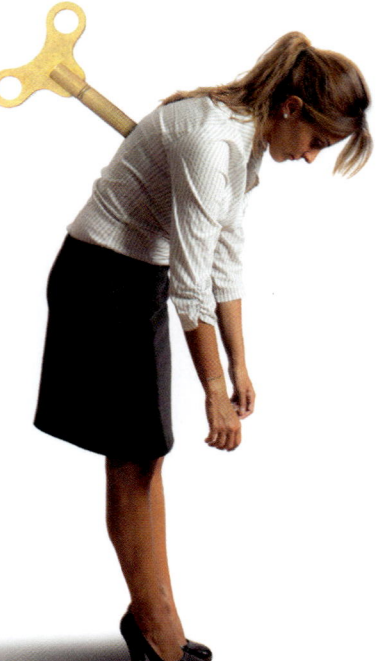

Observamos que a nova ordem, divulgada pela mídia, é chegar ao objetivo de maneira rápida. Deixando de observar os fatores essenciais, as pessoas buscam a fórmula mágica muitas vezes em comprimidos, que prometem resultados rápidos e satisfatórios, o que não é verdade, além de ser extremamente prejudicial à saúde. Aqueles que utilizam remédios para emagrecer estão mais propensos a se viciar nesses comprimidos "mágicos".

Há o outro lado da moeda que expõe as pessoas adeptas ao *fast-food*, ou alimentação rápida, em geral por conta da vida corrida no cotidiano. Elas, que na maioria das vezes, estão acima do peso recomendado para o bem-estar do corpo, estão cada vez mais propensas a outra doença, que também tem se tornado muito comum na sociedade moderna: o stress.

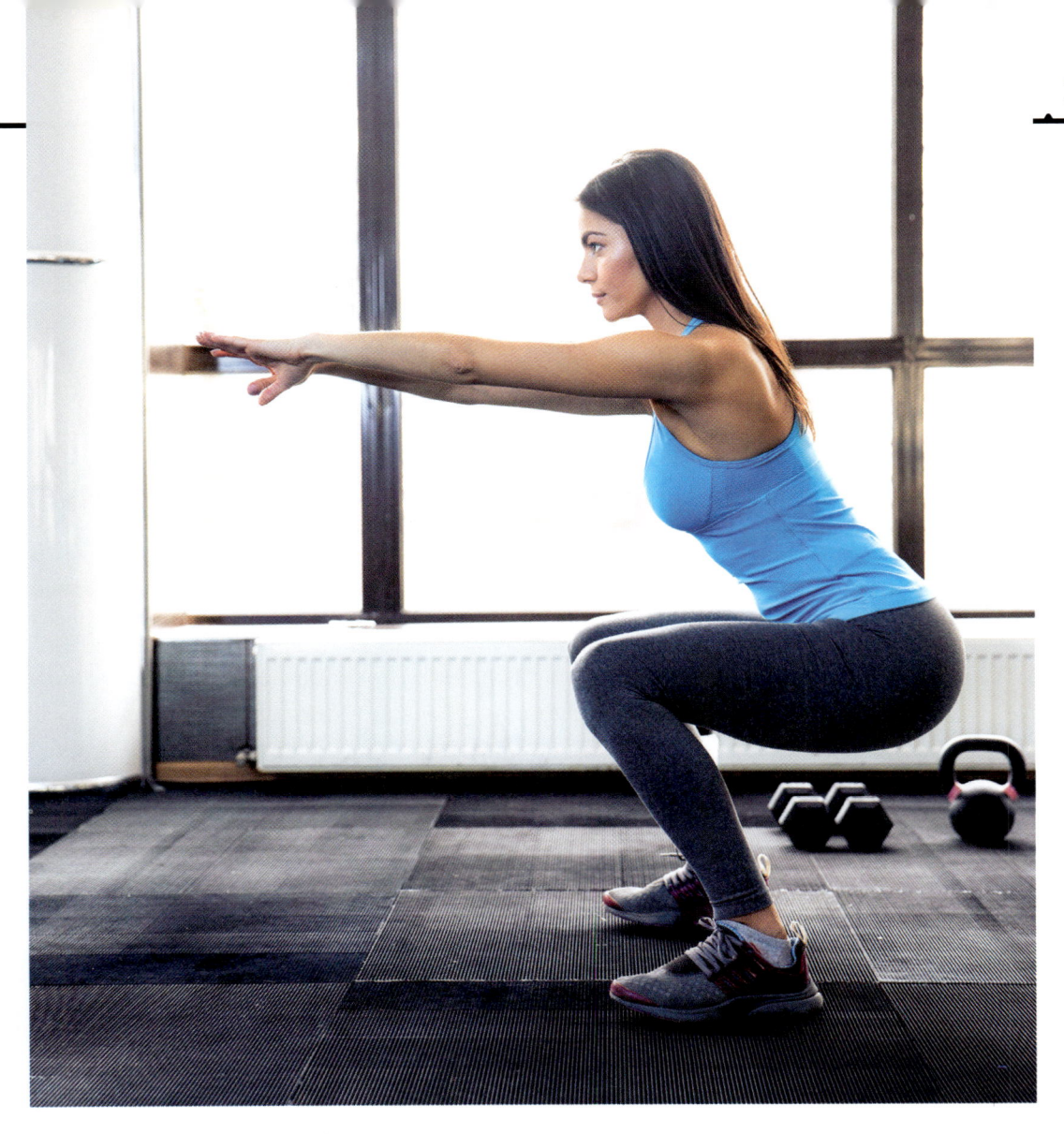

*O stress e o peso estão interligados, de forma que um eventualmente leva ao outro.*

Este trabalho foca em dois aspectos: o de como livrar-se do stress cotidiano e, consequentemente, o de livrar-se do peso, de modo que a saúde seja o fator principal, e não apenas o estético.

Diante desses eventos, surgiu um novo interesse econômico, ou seja, um significativo aumento comercial em torno do assunto stress e estética, visto que foram criadas, pela indústria farmacêutica, diversas fórmulas milagrosas, tanto para emagrecer quanto para aliviar o stress – a chamada "felicidade em pílulas".

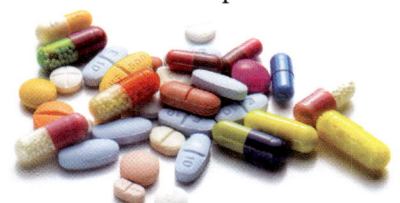

## Capítulo 2
# Entenda o peso

### COMPREENDENDO O SOBREPESO E A OBESIDADE

**Para uma definição mais conceitual em se tratando de sobrepeso e obesidade, a literatura apresenta algumas concepções para facilitar o entendimento desse tema.** Segundo afirmam Manhan[1] e Ecott Stumpp, o sobrepeso é um estado em que o peso excede um padrão baseado na altura, ou seja, um aumento excessivo do peso corporal total, sendo, dessa forma, consequência de modificações em apenas um de seus conjuntos. É possível estar com sobrepeso sem estar obeso.

Já a obesidade é definida como condição da gordura excessiva, podendo ser tanto geral como localizada. A obesidade é entendida como um acúmulo excessivo de gordura corporal.

Na concepção de Nóbrega (1998), a obesidade é um distúrbio do metabolismo energético, ocorrendo excessivo armazenamento de energia sob forma de triglicerídeos, no tecido adiposo.

Observa-se também que a obesidade é caracterizada pelo acúmulo de gordura em excesso no corpo, não necessariamente excesso de peso, também podendo ser decorrente de uma avantajada massa muscular, como no caso de certos atletas. A ingestão excessiva de alimentos gordurosos, assim como o baixo nível de atividades físicas, devido a características predominantes nas sociedades urbanas contemporâneas, contribuem para o acúmulo

---
[1] Manhan e Ecott Stump, *Alimentos, nutrição e dietoterapia*. 9. ed. São Paulo: Roca, 1998.

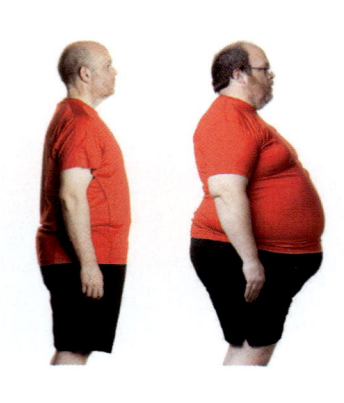

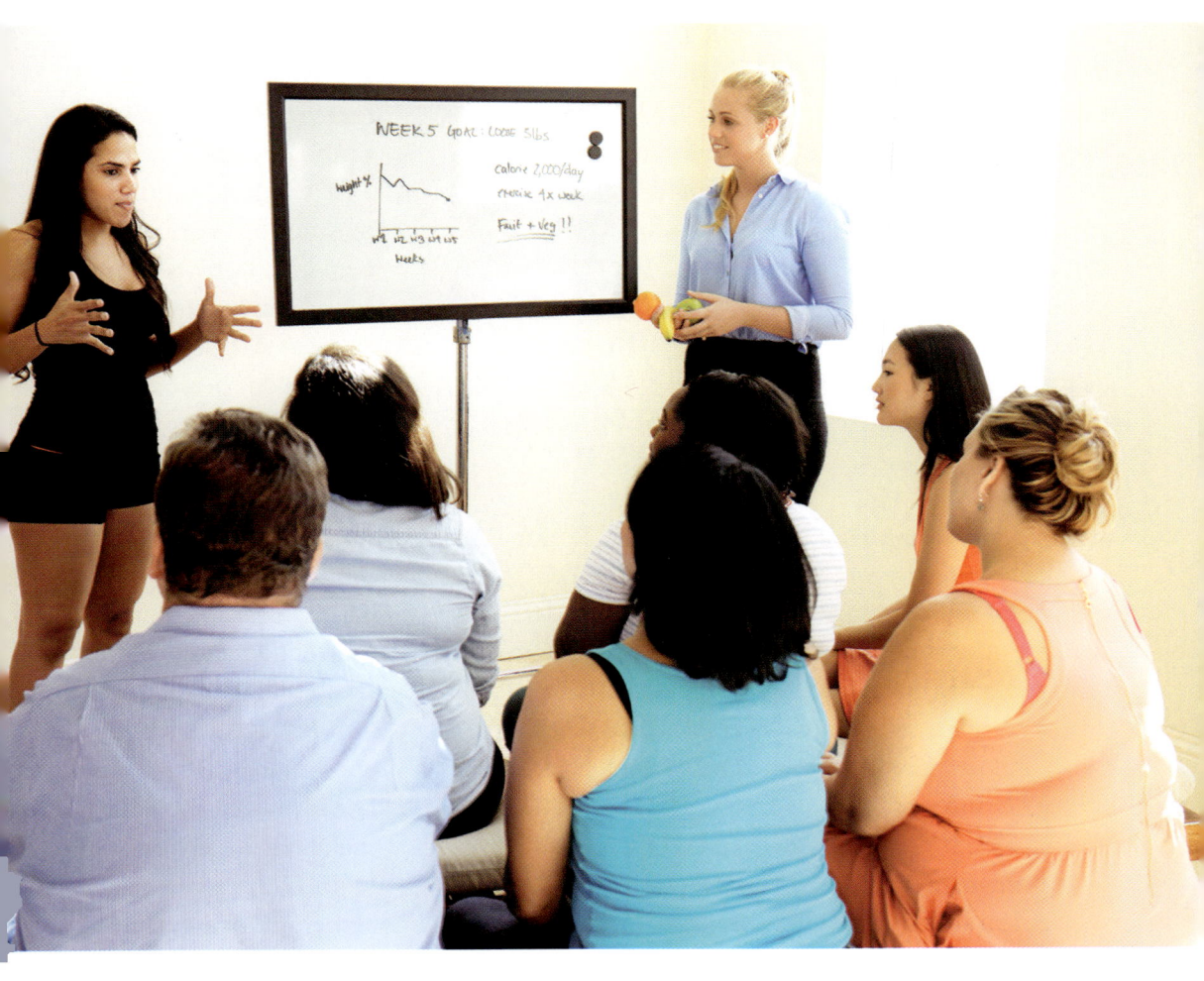

progressivo de energia na forma de tecido corporal.

Cabe ressaltar que a obesidade não deve ser interpretada apenas como um excesso de gordura acumulada nos tecidos adiposos, mas também deve ser considerada a proporção que este nível de gordura acumulada pode ser prejudicial à saúde, levando-se em conta os efeitos adversos que afetam tanto o bem-estar físico quanto o psicossocial.

Dessa forma, ao saber que o acúmulo de gordura se dá pelo balanço energético positivo, ou seja, mais energia é ingerida do que gasta, há outro conjunto de fatores individuais que vão além dos fisiológicos: os de ordem psicológica, hormonais, sociais e ambientais, que atuam diretamente no processo pelo qual alguém se torna obeso.

Conforme o relatório da OMS (2003), a obesidade é uma das doenças mais negligenciadas na atualidade e, por isso, as projeções apontam para uma grave epidemia global. Estratégias internacionais, como também nacionais, de saúde pública devem ser elaboradas e direcionadas para essa população, pois a obesidade no Brasil aponta para um crescimento considerável. Temos observado que nos últimos anos está aumentando de forma significativa o número de pessoas com sobrepeso ou obesas.

Não se pode exigir atividades mais intensas – como acontece com frequência nas atividades dos grandes grupos –, tendo em vista que os jovens menos competentes são excluídos por suas fraquezas, em vez de serem ajudados.

A influência sociocultural tem apresentado de forma alarmante que a felicidade deve ser aliada à figura esbelta, de corpo magro e musculoso, e incentivada através dos meios de comunicação de massa, que bombardeiam as pessoas com tais imagens. Orientados pelo fato de a indústria de produtos dietéticos e os institutos de beleza venderem a ilusão de uma figura ideal.

**HÁ DIVERSOS FATORES QUE CONTRIBUEM PARA O AUMENTO DE PESO. ENTENDA, DE UMA VEZ POR TODAS, COMO O STRESS E A ANSIEDADE PODEM DIFICULTAR O CONTROLE DE PESO E LIBERTE-SE PARA SEMPRE DESSE PROBLEMA!**

Além da má alimentação e da falta da prática de atividades físicas, o aumento do peso pode surgir de outros fatores, tanto externos como internos.

Sentimentos como raiva, tristeza e insatisfação com relação a um casamento e/ou família disfuncional, sexualidade ruim ou stress no ambiente de trabalho dificultam o processo para adquirir um corpo saudável, contribuindo para o sobrepeso. Esses fatores ocorrem porque a pessoa acaba focando apenas no desejo de emagrecer, deixando de lado outras questões importantes, como o equilíbrio emocional, que tem grande influência no ganho de peso.

É válido citar que, mesmo com a grande demanda de divulgação sobre a importância de se praticar atividade física, a maioria das pessoas tende a permanecer acomodada diante da ideia de que atividade física exige muito esforço. E mais, se o indivíduo tem propensão a ganhar peso, são vários os fatores disparadores da obesidade.

Pessoas com mais de 50 anos estão mais propensas a se tornarem obesas, pois o metabolismo se torna mais lento, além da ociosidade, a alimentação desbalanceada, os problemas de saúde, o consumo de algumas medicações, o stress e a depressão.

Além do stress cotidiano, o distúrbio de sono também acarreta ansiedade, formando um círculo vicioso, pois o cansaço é compensado por meio do aumento de ingestão de comida. Ansiedade é um grande potencial para ganho

## Capítulo 2 — Entenda o peso

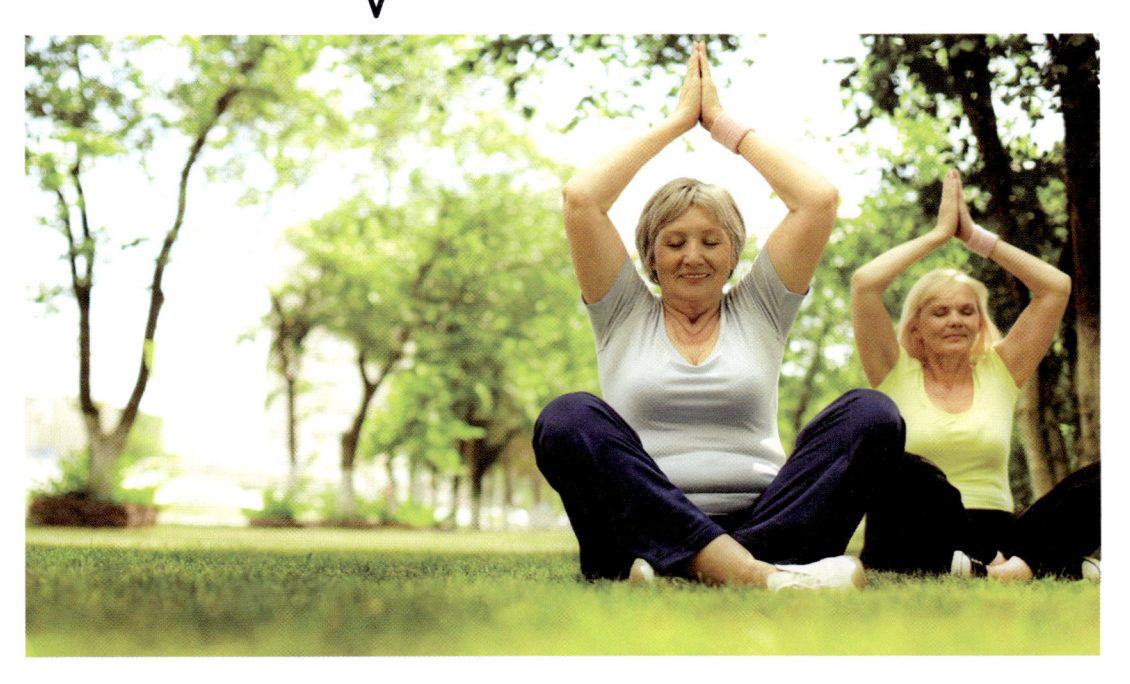

de peso, pois causa uma sensação de angústia e inquietude muito grande, o que leva as pessoas a recorrerem à comida para tentar amenizar essas sensações. O sintoma da ansiedade vem marcado por sensações corporais desagradáveis, tais como uma sensação de vazio no estômago, coração acelerado, transpiração, entre outras.

Cuidar da alimentação e praticar atividades físicas é sempre a melhor solução para evitar e combater o sobrepeso, mas, se não for identificado o motivo do ganho de peso, o problema tende a continuar. *"A reeducação alimentar sempre deve ser seguida; porém o que acontece é que uma grande parcela de pessoas utiliza a comida como forma de conforto."*

A psicóloga e especialista em obesidade e transtornos alimentares, Luciana Kotaka, afirma que seguir a dieta é o processo mais eficaz, no entanto devemos buscar as fontes estressoras e aprender a lidar com elas, seja diminuindo o ritmo de trabalho ou buscando ajuda em algumas situações, pois é o caminho que vem somar junto com a dieta, na busca do peso saudável.

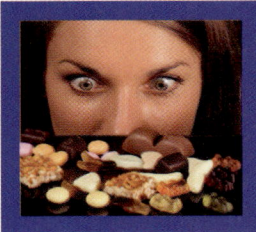

**O stress ENGORDA!** Por mais estranho que a relação que o stress, a ansiedade e até os distúrbios de sono possam ter com o ganho de peso, é fato, pois o stress eleva o nível de cortisol no sangue, o que estimula a maior ingestão calórica e o ganho de peso.

## MEDIDAS DE UM CORPO SAUDÁVEL: COMO SABER QUE PRECISO EMAGRECER PARA TER UM CORPO SAUDÁVEL?

Existe um meio de avaliação para identificar se há necessidade de emagrecer ou **não**, que é conhecido como Índice de Massa Corporal (IMC). Este é o indicador da faixa de peso considerada a mais saudável para cada um.

## Calculando o seu índice de massa corporal:

DIVIDE-SE O PESO DO CORPO PELO QUADRADO DA ESTATURA DO INDIVÍDUO.

### Valores do IMC

| PESO | HOMENS | MULHERES |
|---|---|---|
| ABAIXO DO PESO | abaixo de 20 | abaixo de 19 |
| PESO IDEAL | 20 a 25 | 19 a 24 |
| SOBREPESO | 25 a 30 | 24 a 30 |
| OBESIDADE | acima de 30 | acima de 30 |

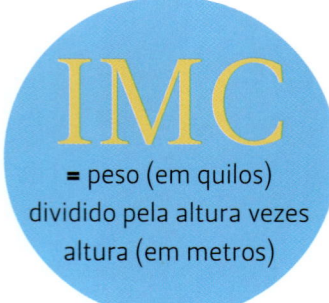

**IMC** = peso (em quilos) dividido pela altura vezes altura (em metros)

### *Exemplo:*
É NECESSÁRIO QUE UMA MULHER CUJO PESO É 64 QUILOS E MEÇA 1,70 METRO EMAGREÇA?

Fazendo o cálculo do IMC acima, ao dividir o peso corporal dela, 64, pelo produto de 1,7 por 1,7, o resultado será **22,1**.
Portanto, ela se encontra na faixa normal de peso, que é de **19** a **24**. Caso o valor tivesse ultrapassado essa faixa, ela deveria emagrecer.

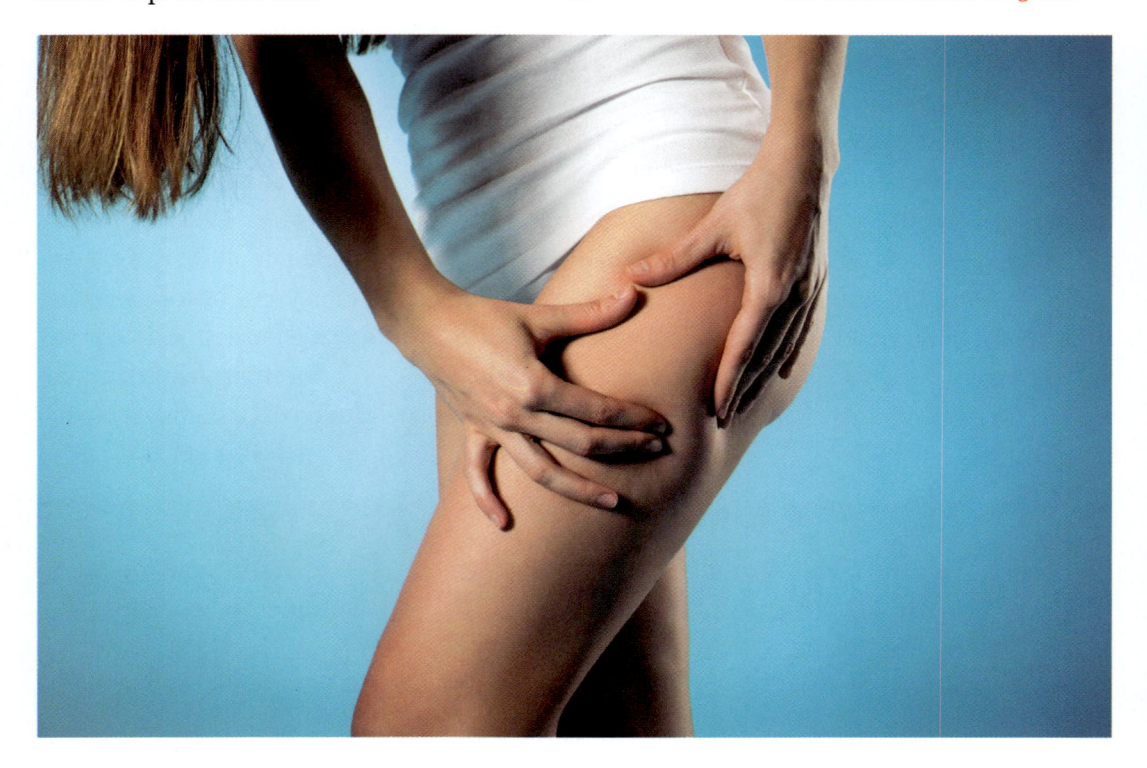

## Capítulo 2 — Entenda o peso

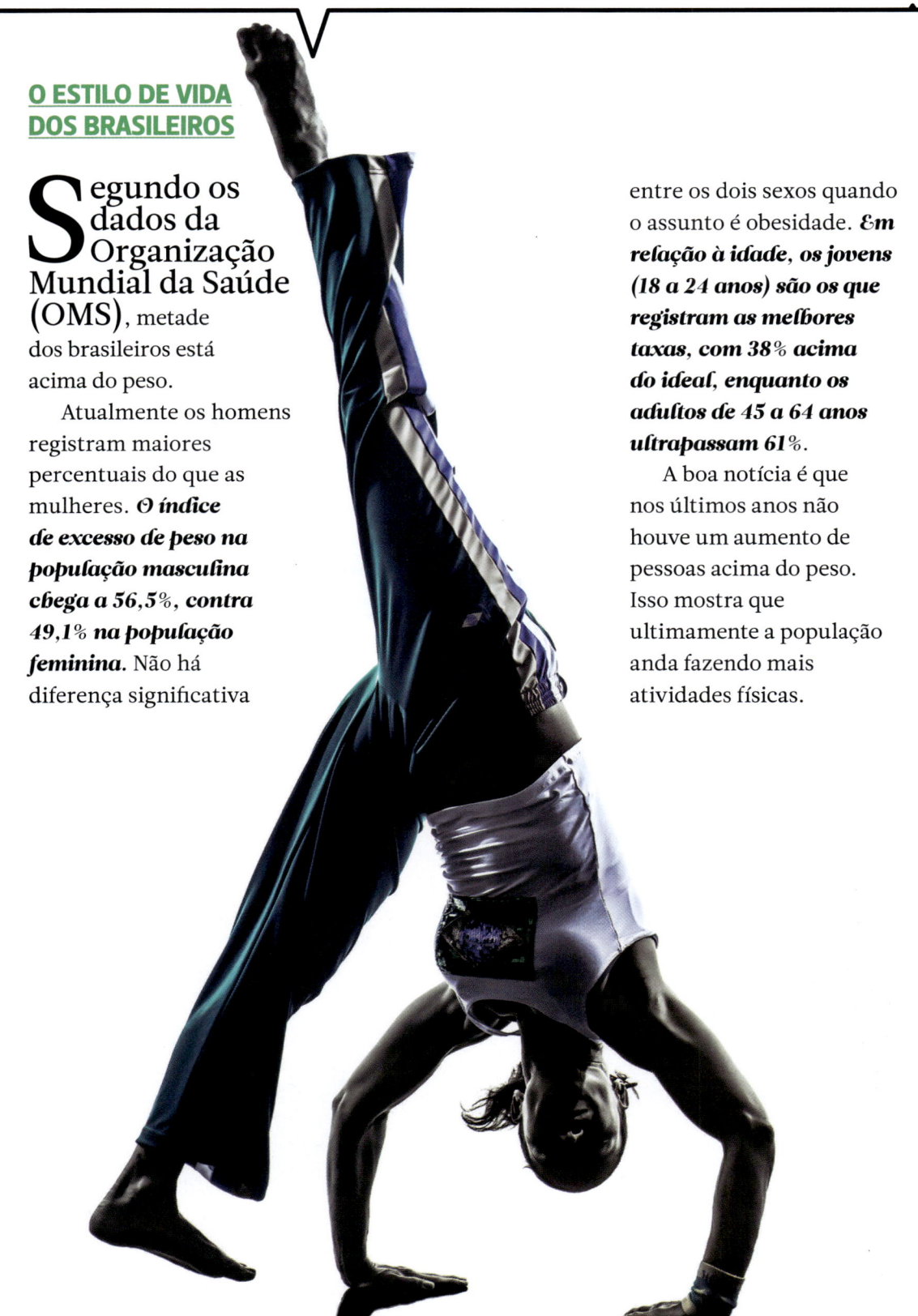

## O ESTILO DE VIDA DOS BRASILEIROS

Segundo os dados da Organização Mundial da Saúde (OMS), metade dos brasileiros está acima do peso.

Atualmente os homens registram maiores percentuais do que as mulheres. *O índice de excesso de peso na população masculina chega a 56,5%, contra 49,1% na população feminina.* Não há diferença significativa entre os dois sexos quando o assunto é obesidade. *Em relação à idade, os jovens (18 a 24 anos) são os que registram as melhores taxas, com 38% acima do ideal, enquanto os adultos de 45 a 64 anos ultrapassam 61%.*

A boa notícia é que nos últimos anos não houve um aumento de pessoas acima do peso. Isso mostra que ultimamente a população anda fazendo mais atividades físicas.

## Capítulo 3
# Alto custo da obesidade

Josemberg Campos, presidente da Sociedade Brasileira de Cirurgia Bariátrica e Metabólica, afirma que *"o sobrepeso já traz doenças metabólicas como diabetes e hipertensão. Isso exige o uso diário de, pelo menos, cinco medicamentos com um custo mensal de 500 a mil reais, o que acaba sendo um alto custo para a sociedade, com remédios, planos de saúde, hospitais."* Campos, que mantém reuniões periódicas com o Ministério da Saúde para tratar do tema, ressaltou:

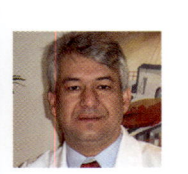

*"Os profissionais da área médica avaliam que a pesquisa tem pontos preocupantes, uma vez que as pessoas com 'excesso de peso' podem se tornar obesos no futuro. As soluções para o caso envolvem mais atividade física, alimentação equilibrada (com uso moderado de gordura, sal e açúcar), sono adequado (dormir no mínimo sete horas por noite) e vida com menos stress."*

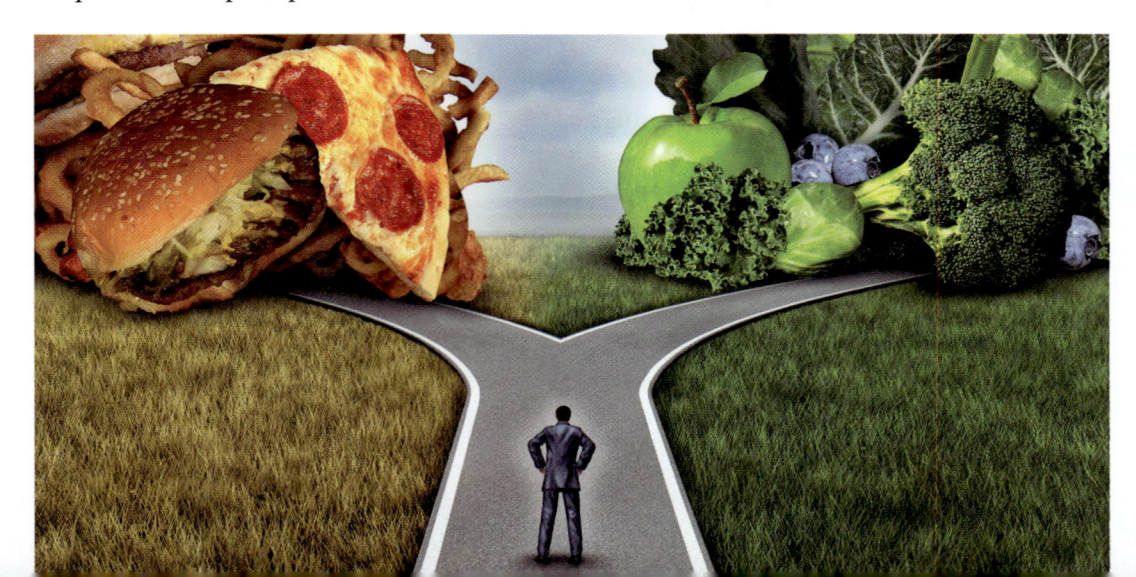

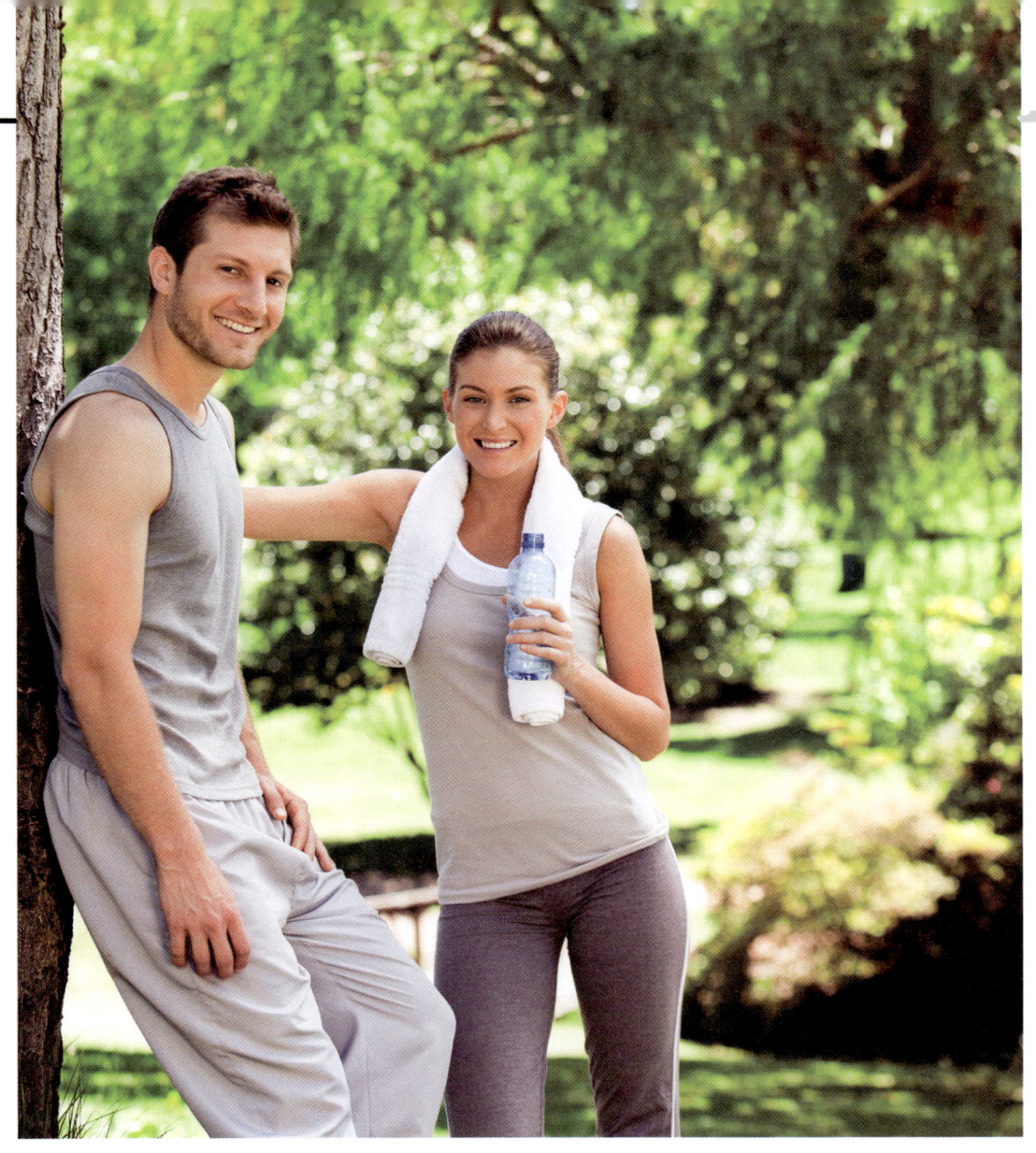

Os quilos a mais na balança são fatores de risco para doenças crônicas, como pressão arterial e diabetes, que respondem por 72% dos óbitos no Brasil.

Do total de entrevistados em pesquisa feita pelo Vigitel em todo o país, 20% disseram ter diagnóstico médico de colesterol alto. O sedentarismo está relacionado ao aparecimento dessas doenças. *No mundo, segundo a OMS, 31%* *dos adultos com 15 anos ou mais não são suficientemente ativos.* Esse índice no Brasil, segundo o Vigitel 2014, que soma apenas as pessoas com mais de 18 anos, é de 48,7%. O desafio assumido pelo Ministério da Saúde é reduzir esse percentual a 10% até 2025.

## Capítulo 4
## Cuidado com as dietas milagrosas!

**Além dos problemas de saúde causados pela obesidade, que têm um alto custo no bolso da sociedade,** existe também outra faceta que se aproveita desse surto de sobrepeso. Surgiu uma indústria lucrativa em torno dessa realidade que, com a ajuda da mídia, promove os mais diversos tipos de dietas que prometem a resolução rápida do quadro.

Sabemos que tais dietas da moda levam a uma perda de peso rápida, mas, assim que são interrompidas, provocam aumento ponderal do peso, muitas vezes superando o anterior.

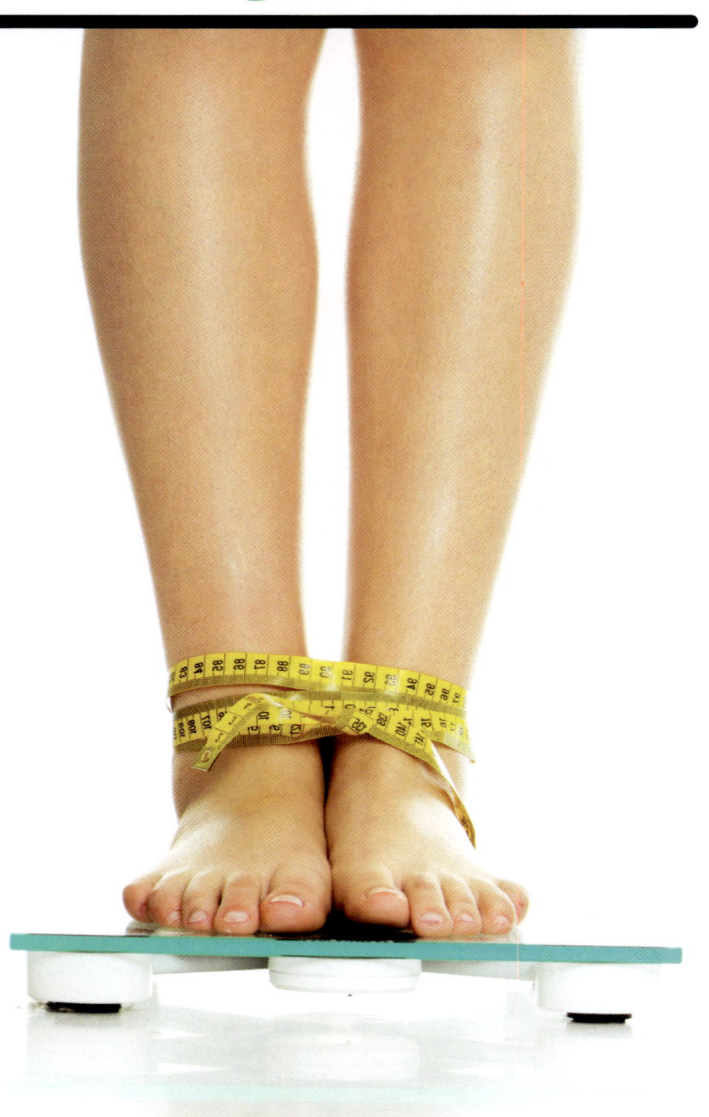

## MITOS OU VERDADES SOBRE DIETAS!

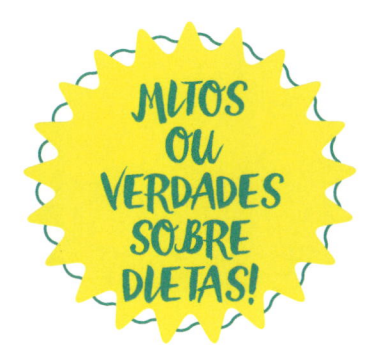

AS NUTRICIONISTAS **ANA BEATRIZ FONSECA**, DA *VP CONSULTORIA NUTRICIONAL*, E **ROSELI ROSSI**, DA *EQUILÍBRIO NUTRICIONAL*, DIZEM O SEGUINTE:

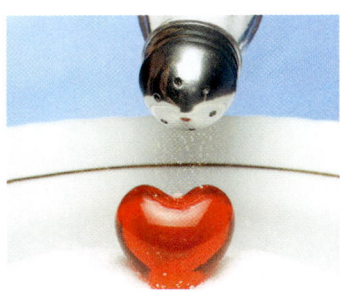

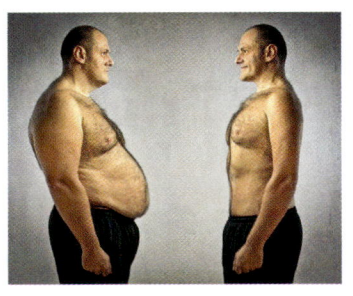

### 1. *Homens emagrecem mais rápido que mulheres.*

**VERDADE.** Enquanto o homem produz o hormônio testosterona, que acelera a queima de caloria, a mulher produz o hormônio estrógeno, que facilita o acúmulo de gordura.

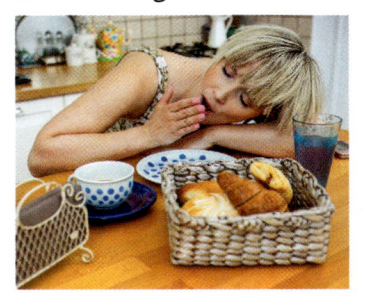

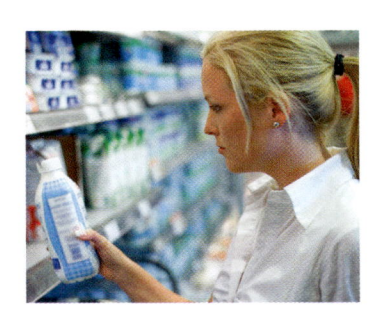

### 2. *Alguns alimentos têm gordura zero.*

**MITO.** Todos os alimentos têm gordura, mesmo um peito de frango grelhado. Portanto, para perder peso, elimine frituras e use azeite de oliva ou óleo de canola ou de girassol, em pequenas quantidades.

### 3. *Quem quer emagrecer deve consumir menos sal.*

**VERDADE.** Ele não contém calorias, mas o excesso de sódio pode reter a água no corpo. *"Quem exagera no sal pode ficar inchado e aumentar de peso com a retenção de líquidos"*, explica Ana Beatriz.

### 4. *Dormir sem jantar faz emagrecer mais rápido.*

**MITO/VERDADE.** *"Muito tempo em jejum faz o metabolismo ficar mais lento e aumenta a compulsão alimentar – ao comer, você terá tanta fome que vai exagerar"*, diz Roseli.

*Dica:* Quem quer emagrecer deve ficar atento às promessas de resoluções rápidas. O ideal é alimentação nutricionalmente equilibrada.

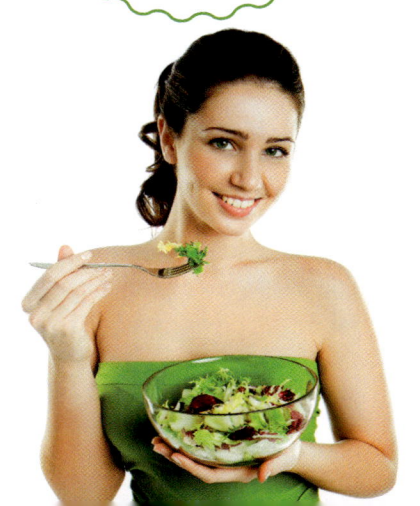

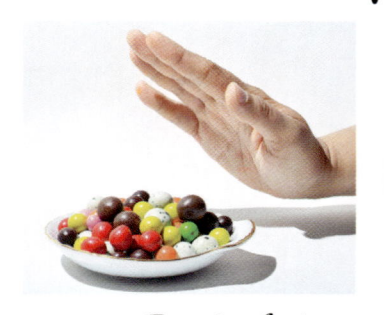

## 5. Para perder peso é preciso cortar os doces.

■ **VERDADE.** É triste, porém necessário. *"É comum um único doce ter as mesmas calorias de uma refeição inteirinha!"* Mas nada de sofrer demais. Se for impossível resistir, coma só um pedacinho!

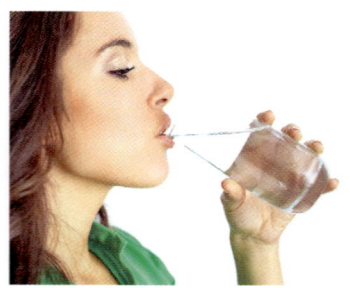

## 6. Tomar água morna em jejum emagrece.

■ **MITO.** Não há explicação científica para isso. *"Para emagrecer, é preciso eliminar ou diminuir a gordura ingerida e fazer exercício."*

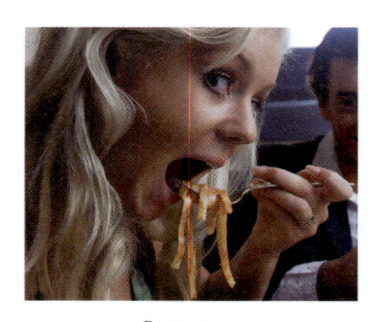

## 7. Comer carboidrato à noite engorda.

■ **MITO.** Não existe hora para engordar. As calorias dele são as mesmas o dia todo. *"Prefira os carboidratos de baixo índice glicêmico, como os integrais, e em quantidades adequadas"*, alerta Roseli.

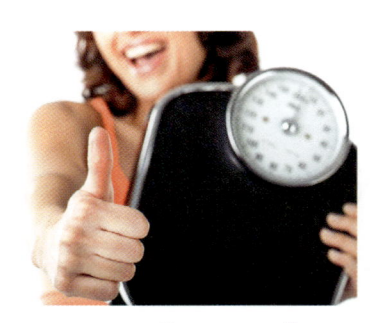

## 8. Quem perde peso rápido, recupera logo.

■ **MITO.** Se a pessoa perdeu peso e continua mantendo a dieta equilibrada – com liberações apenas no fim de semana – e faz atividade física, não vai mais engordar.

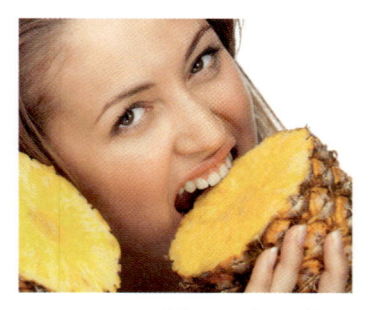

## 9. Abacaxi queima gordura.

■ **MITO.** Nenhum alimento tem o poder de queimar gordura. No máximo, pode acelerar o metabolismo. *"O abacaxi ajuda na digestão das proteínas e tem boa quantidade de fibras e vitamina C"*, esclarece Roseli.

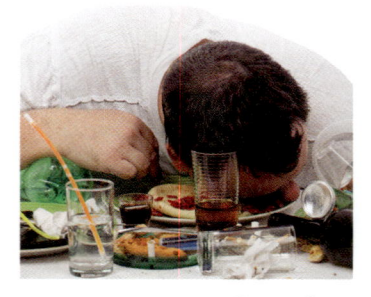

## 10. Dormir após comer engorda.

■ **MITO.** Cochilar 30 minutos após a refeição é bom – facilita a absorção de nutrientes. Mas, durante o sono, a queima de calorias é reduzida e o excesso vira gordura, por isso coma algo pouco calórico.

## Capítulo 4 — Cuidado com as dietas milagrosas!

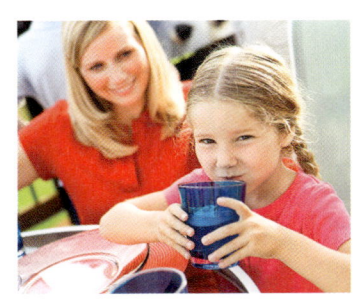

**11.** *Beber água durante as refeições engorda.*
MITO. Não engorda, mas dificulta a digestão. Além disso, com o passar do tempo o estômago ficará dilatado, fazendo com que a pessoa precise comer mais.

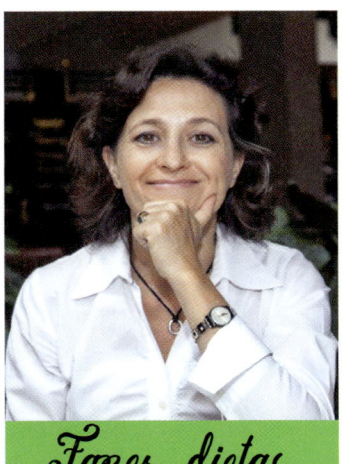

**Fazer dietas não emagrece!** É o que afirma a pesquisadora e nutricionista, doutora pela USP, Sophie Deram.

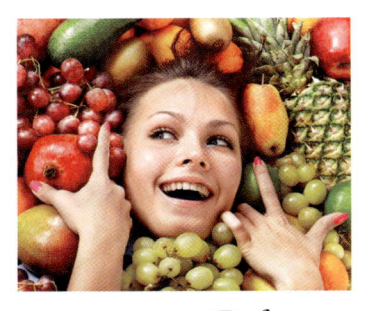

**12.** *Pode comer fruta à vontade.*
MITO. Elas são naturais e nutritivas, mas são açúcares e, em excesso, engordam.

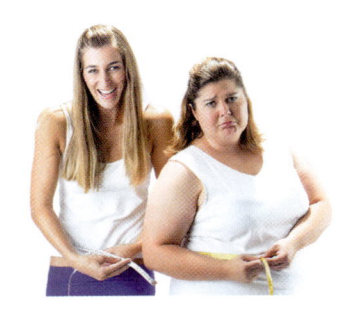

**13.** *Pessoas com tendência para engordar nunca serão magras.*
MITO. "Com uma alimentação balanceada e atividade física, qualquer pessoa pode emagrecer e manter-se magra", garante Roseli.

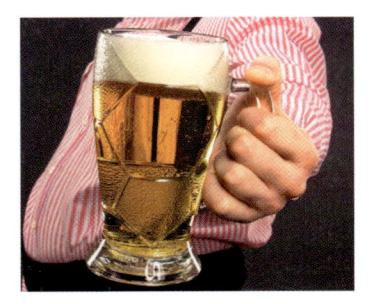

**14.** *Chope dá barriga.*
MITO. Ao beber chope, o estômago fica dilatado pelo excesso de líquido. Somente a quantidade é que engorda. Nada de beber mais de um copo de chope!

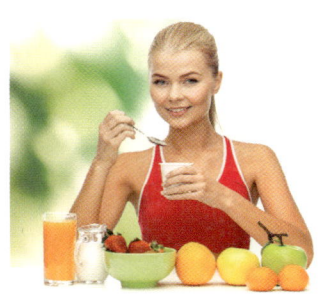

**15.** *Alimentos diet ajudam a emagrecer.*
MITO. "Eles não têm açúcar, mas possuem as mesmas quantidades de gordura – ou até mais – do que os tradicionais", alerta Roseli.

# Capítulo 5
## Emagreça com saúde!

### OS FATORES MOTIVACIONAIS

Para simplificar e facilitar o entendimento, é necessário acrescentar que existem dois tipos de indivíduos: aqueles que ingressam em uma atividade por vontade própria e aqueles que são motivados a realizar atividades por influências externas.

É importante enfatizar que não apresentar plenamente vontade própria, não significa corresponder sempre a um comportamento negativo.

Há também a motivação, podendo não existir naqueles indivíduos que, entre outras coisas, não identificam boas razões para realizar uma determinada atividade.

De acordo com estudos, pôde ser observado que os motivos extrínsecos podem representar um grau maior ou menor de autonomia e de liberdade cognitivo-intelectual. Quanto maior o grau de autonomia, mais perto da autodeterminação o indivíduo se encontrará.

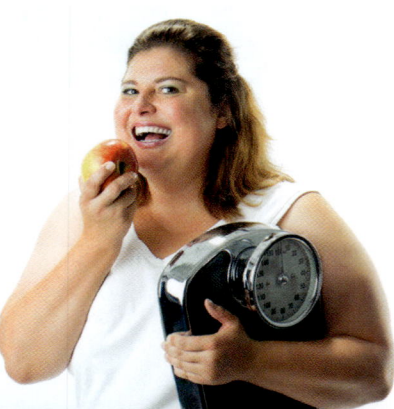

Quanto aos motivos específicos à prática regular de atividades físicas, foram destacados os seguintes: controle de stress, saúde, sociabilidade, competitividade, estética e lazer. Acredita-se que, ao conhecer a ordem de prioridades dentre esses motivos, é possível colaborar de forma decisiva com a permanência do jovem na atividade física regular.

Segundo estudos, destaca-se a importância da prática da atividade física para a manutenção da saúde tanto física quanto mental. Todas essas informações sobre a importância da saúde são consensuais tanto na literatura científica quanto na opinião pública, agindo diretamente como motivação extrínseca. Isso faz com que os adolescentes reflitam sobre seus valores e condutas.

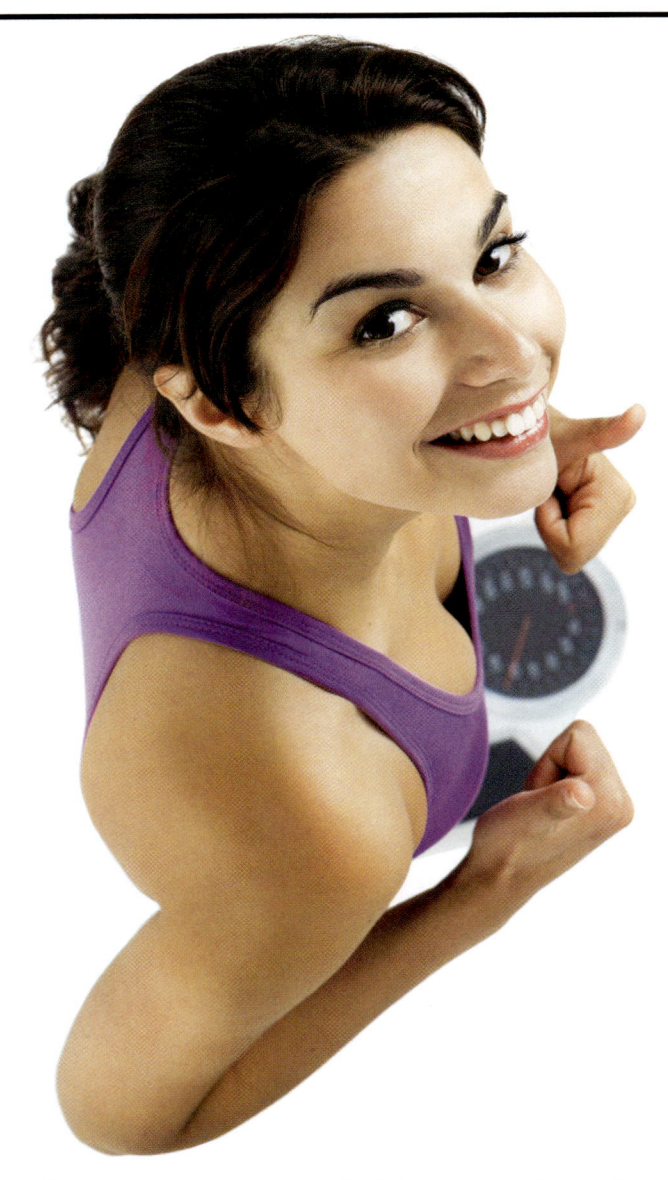

Foi constatado, segundo estudos, que depois da dimensão Saúde, o que mais motiva os adolescentes obesos são o prazer e a estética. Este resultado se dá com relação à sensação de satisfação advinda das necessidades psicológicas de tais adolescentes, através dos resultados positivos gerados pela prática regular de atividades físicas, que poderá surtir efeitos em médio prazo, e a duração dessa satisfação, posta em prática regularmente, terá resultados positivos por toda a vida.

Além dessas observações, é cabível acrescentar que, quando as atividades físicas são prazerosas, elas podem representar uma distração dos agentes estressantes do dia a dia, reduzindo os efeitos no organismo. E quando nos encontramos na fase transitória, conhecida como puberdade/adolescência, os fatores prazer e estética têm grande valia, pois servem de auxílio para um melhor relacionamento com os outros indivíduos. E falando em sociabilidade, esta logo é relacionada à prática de atividade física regular e promoção da saúde, a qual esses indivíduos acabam por desenvolver habilidades cognitivas e motoras, que facilitam a socialização com colegas e amigos.

Concluímos, então, diante da assertiva

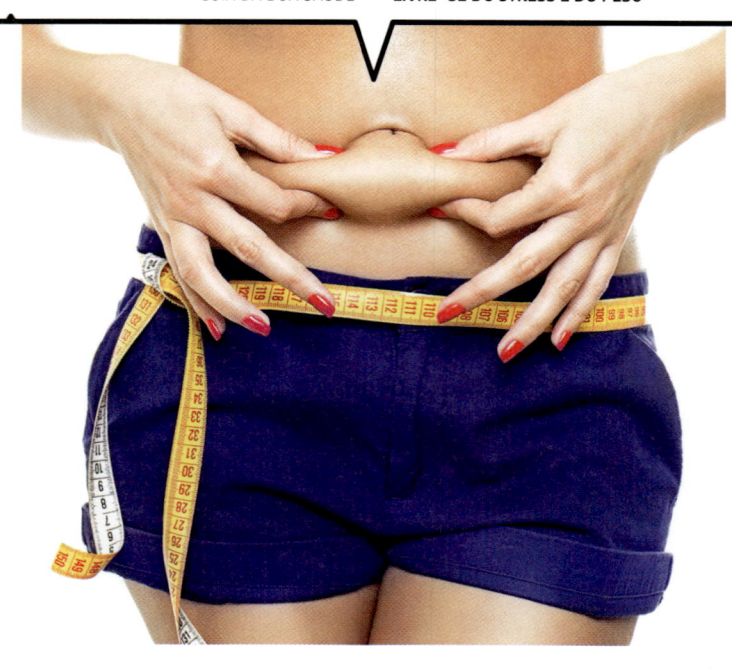

*Uma curiosidade agradável é que é necessário apenas pouco tempo para que o organismo se adapte aos novos hábitos, ou seja, é preciso apenas 21 dias para criar um hábito, de forma constante.*

acima, realizada através de estudos, que a tríade Saúde, Estética e Prazer é o principal foco e objetivo a ser alcançado.

Para um resultado duradouro, a mudança de hábitos na alimentação é essencial para uma vida mais saudável e para conquistar o peso ideal. A melhor maneira de realizar essa mudança é simplesmente, oferecendo ao seu organismo alimentos variados, de preferência aqueles não processados, e ingerir líquidos todos os dias, de forma moderada. Dietas da moda são passageiras e seus efeitos têm pouca durabilidade.

Ter uma alimentação balanceada não é apenas essencial para a saúde e vitalidade, mas também um caminho para combater o stress, tornando o nosso corpo mais resistente para enfrentar os afazeres diários.

Observe, na sua alimentação, se as proteínas, os carboidratos, gorduras e óleos estão sendo consumidos de maneira correta.

É válido acrescentar que a criação de novos hábitos alimentares deve ser feita gradualmente, pois tornará muito mais fácil a adaptação do corpo a esse novo processo, tornando prazerosa a mudança e evitando o stress.

Importante ressaltar, caso a família se opuser à nova mudança, que é interessante introduzir a novidade aos poucos, tornando determinado produto parte de um prato.

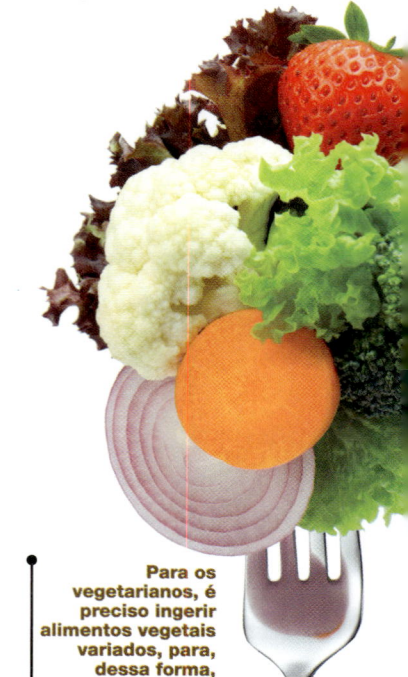

**Para os vegetarianos, é preciso ingerir alimentos vegetais variados, para, dessa forma, suprir quantidades suficientes de aminoácidos, na formação da proteína.**

# Capítulo 5 — Emagreça com saúde!

## IDENTIFICANDO OS COMPONENTES DE UMA ALIMENTAÇÃO BALANCEADA

### Proteínas:

São alimentos de origem animal, necessários para o crescimento e a conservação da pele, dos músculos e dos ossos. Tais alimentos contêm aminoácidos que são essenciais para compor a proteína.

Cuidado com carnes gordurosas e processadas, pois essas possuem excesso de sal e gorduras saturadas, que são prejudiciais à saúde.

Consumir mais alimentos frescos e menos proteína animal é o melhor para o nosso organismo.

### Carboidratos:

São aqueles alimentos encontrados em forma de açúcar ou amido. Eles fornecem ao organismo a energia necessária para as funções do dia a dia e podem ser encontrados em pães, arroz, macarrão, milho e batata.

Os carboidratos, fontes primárias de energia para a prática de atividades físicas, devem estar presentes na alimentação, de preferência na forma de alimentos integrais e ricos em fibras, uma vez que os alimentos refinados estão associados a maiores riscos de doenças crônicas, como diabetes e obesidade.

Uma dica interessante é iniciar o seu dia consumindo, pela manhã, cereal integral, que possui carboidratos, por ser uma fonte duradoura de energia. Os carboidratos são de digestão lenta, ou seja, são digeridos lentamente pelo nosso organismo e oferecem a sensação de saciedade por muito mais tempo.

### Alimentação vegetariana:

Pessoas que aderem a essa alimentação se sujeitam a excluir da dieta alimentar todos os tipos de carne, aves e peixes e seus derivados, podendo ou não utilizar laticínios ou ovos. Porém, nós, humanos, somos animais onívoros, ou seja, podemos consumir tanto os produtos de origem animal como vegetal. Dessa forma, o homem tem a liberdade de escolha para se alimentar como preferir.

Segundo o Conselho Regional de Nutricionistas da 3ª região, que orienta e fiscaliza a profissão dos nutricionistas nos estados de Mato Grosso do Sul e São Paulo, todos os tipos de dietas vegetarianas, incluindo a dieta vegetariana estrita, são viáveis sob o ponto de vista nutricional.

Os vegetarianos, mesmo não consumindo determinados alimentos, como a carne, não devem se preocupar com o

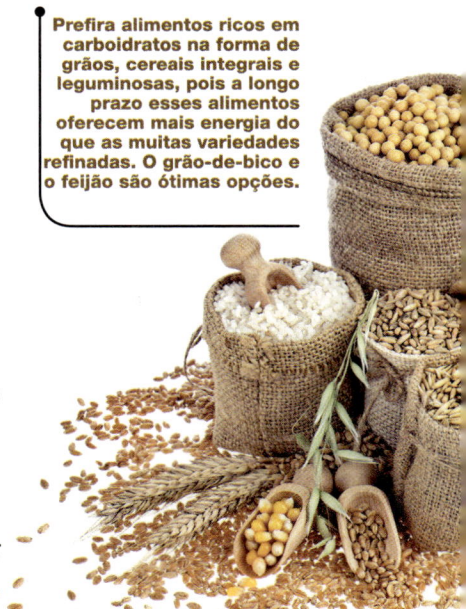

> Prefira alimentos ricos em carboidratos na forma de grãos, cereais integrais e leguminosas, pois a longo prazo esses alimentos oferecem mais energia do que as muitas variedades refinadas. O grão-de-bico e o feijão são ótimas opções.

desequilíbrio alimentar, pois foi demonstrado, através de estudos científicos, que é possível haver equilíbrio nutricional apenas com dietas vegetarianas, ou também com aquelas derivadas desta, como a dieta vegana, as lactovegetarianas ou as ovolactovegetarianas, desde que bem elaboradas, podendo-se recorrer a suplementos alimentares.

## Recomendações para os vegetarianos

**A)** Consuma mais produtos derivados da soja, como tofu e missô. São produtos excelentes para substituir a carne animal, pois a proteína da soja é rica em fitoestrogênios ou isoflavonoides, que colaboram com a inibição de crescimentos de células cancerígenas e aliviam os sintomas da menopausa, ajudando também a baixar o colesterol;

**B)** gérmen de trigo, lentilha, sementes de abóbora e castanha sem sal são produtos que possuem alto teor de proteínas;

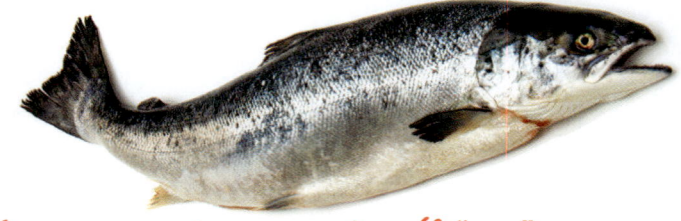

**C)** Recomenda-se criar um cardápio combinando grãos integrais, castanhas, sementes e leguminosas, como feijões e ervilhas. Experimente também *hommus* com pão árabe ou feijão com tortilhas, é uma ótima fonte de proteínas;

**D)** Os elementos que exigem maior atenção na alimentação do ovolactovegetariano são: ferro, zinco e ômega-3;

**E)** Na dieta vegetariana estrita deve-se ter atenção, além da vitamina B12, para cálcio e proteína.

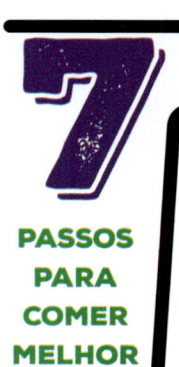

### Dica para reduzir o colesterol "mau"

Acrescente ao seu cardápio semanal peixes gordurosos de água fria, como o salmão, truta, sardinha, atum e arenque. Eles são ricos em ômega-3, essencial para a saúde, ajudando a reduzir o colesterol "mau" e contribuindo para a flexibilidade das artérias.

### Aproveite esta receita:

Experimente misturar salmão defumado ao macarrão cozido e polvilhe endro e pimenta-do-reino.

## 7 PASSOS PARA COMER MELHOR

**1** Beba bastante água, ela é importante para manter o corpo hidratado. Para aqueles que praticam atividade moderada, é necessário consumir pelo menos dois litros de água diariamente.

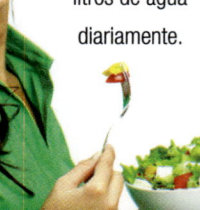

## Capítulo 5 — Emagreça com saúde!

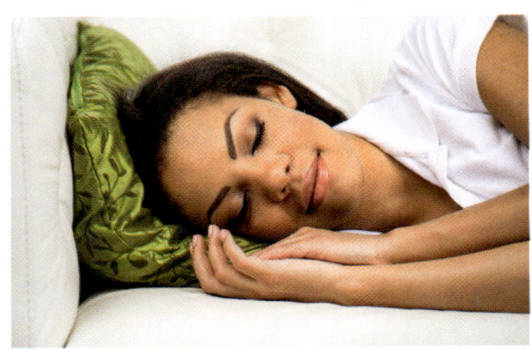

PARA MELHORAR E ACELERAR A DIGESTÃO, RECOMENDA-SE, APÓS AS REFEIÇÕES, TIRAR UMA SONECA, QUE VAI DESACELERAR O ORGANISMO DAS ATIVIDADES CORPORAIS, FACILITANDO A DIGESTÃO. CASO PRECISE SE MANTER ACORDADO, CAMINHAR É UMA ÓTIMA OPÇÃO.

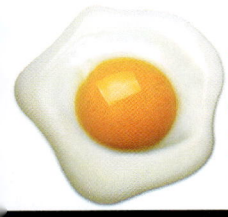

*Os vegetarianos não radicais podem incluir laticínios e ovos na alimentação diária. Esses alimentos são ótimos fornecedores de proteínas, inclusive para crianças pequenas que encontram dificuldades de alimentar-se com grãos e leguminosas.*

### Fique ligado!

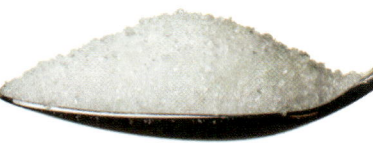

- Pesquisadores mostram que o aspartame piora nossa sensibilidade em um grau maior do que o açúcar;
- Os adoçantes artificiais promovem o aumento de peso ao confundirem nosso organismo, fazendo-o crer que está consumindo açúcar (calorias), mas, se o corpo não identificar o açúcar, isso poderá provocar nele fome de carboidratos;
- Esses adoçantes provavelmente também causam aumento de peso ao danificarem nossa microflora intestinal, aumentando assim o risco tanto de obesidade como de diabetes.

---

**2** Inicie seu dia com um café da manhã rico em fibras. É importante que a primeira refeição do dia seja reforçada, para se manter alerta física e mentalmente.

**3** Aos poucos, diminua a quantidade de açúcar do chá e do café, de forma que o paladar seja reeducado. Evite usar adoçantes artificiais.

**4** Leite, iorgute e sorvete semidesnatados e desnatados colaboram para manter a baixa ingestão de gordura saturada. Consuma laticínios moderadamente.

**5** A fim de aumentar a ingestão de vitaminas do complexo B e de fibras, recorra a produtos integrais, como arroz ou macarrão.

**6** Consumir peixes é uma boa pedida, pois aumenta a ingestão do ácido graxo ômega-3. Recomenda-se comer peixes gordurosos, como o salmão, duas ou três vezes durante a semana.

**7** Aumente a ingestão de legumes e frutas para sete porções diárias, incluindo, por exemplo, uma fruta no café da manhã e outra no lanche. No almoço, inclua salada e, no jantar, duas xícaras de legumes são suficientes para a sua cota diária.

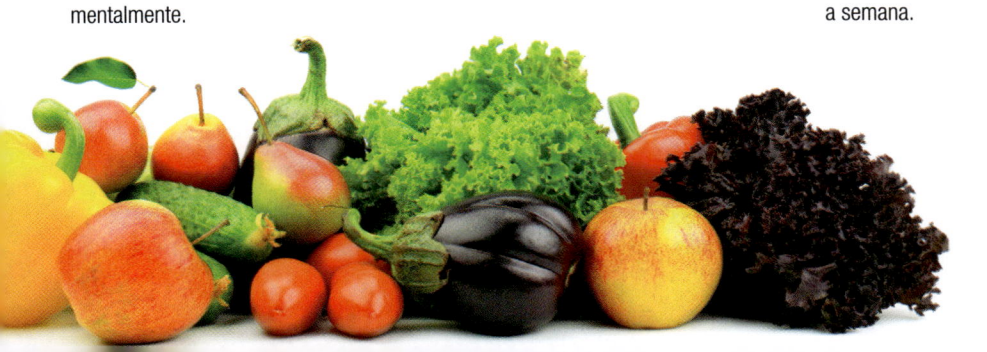

## Capítulo 6
# Conhecendo um pouco o stress

O **stress é uma resposta primitiva do corpo ao perigo – ao longo da evolução, o padrão das mudanças corporais iniciado a partir do homem primata fez com que, ao perceber o perigo**, o corpo entrasse em estado de alerta, pois era necessário reagir diante de uma situação desconhecida, fosse partindo para o ataque ou fugindo.

Essas reações humanas ao desconhecido culminaram com o desenvolvimento de uma cadeia de reações pelas quais o corpo humano, em constante evolução, foi capaz de realizar desempenhos máximos em questões de segundos.

Atualmente, não carecemos mais desse sistema para a sobrevivência; o desenvolvimento humano foi tanto que somos capazes de nos adaptar a qualquer ambiente.

O perigo agora se mascarou em nossa vida cotidiana, nos aborrecimentos diários, na superestimulação excessiva, nos conflitos laborais e nas convivências sociais, que ficaram suscetíveis ao stress negativo, afetando nosso principal bem, a saúde.

Observa-se atualmente que as pessoas estão cada vez mais propensas a serem vítimas de depressão e ansiedades, fatores esses que são desencadeados pelo stress. Essas doenças, cada vez mais comuns, atrapalham diversas áreas na vida de uma pessoa, afetando o organismo e causando danos cada vez mais irreversíveis, atingindo, principalmente, a produtividade.

> Você sabia que o primeiro estudioso que tentou definir o stress foi o endocrinologista Hans Selye? O termo foi usado pela primeira vez no sentido hodierno em 1936.

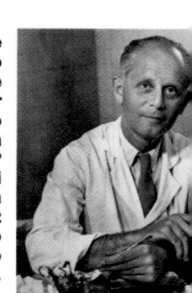

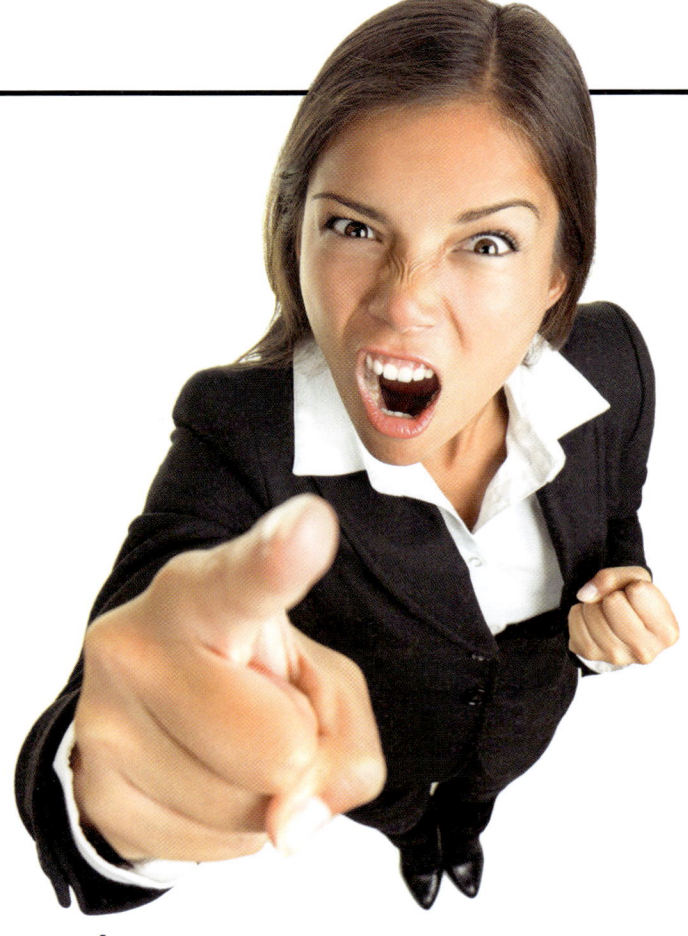

## O QUE É O STRESS?

É uma reação do organismo que ocorre quando ele precisa lidar com situações que exijam um grande esforço emocional para serem superadas. Quanto mais a situação durar ou quanto mais grave ela for, mais estressada a pessoa pode ficar. Porém, há meios de se aprender a lidar com o stress de modo que mesmo nos piores momentos o organismo não entre em colapso.

Existem duas formas de definir a condição, sendo elas conhecidas como stress positivo e stress negativo.

**Stress positivo** é o stress em seu período inicial, com a função de alertar o organismo, responsável por gerar adrenalina e animar o organismo. E influencia de forma que colabora tanto na produtividade quanto na criatividade. Porém, há um revés, pois pode se tornar prejudicial se mantido por muito tempo, conduzindo ao efeito oposto. Ultrapassar os limites individuais e a capacidade de adaptação esgota a energia mental, reduzindo a capacidade e a produtividade laborais.

É aí que mora o perigo, pois, esgotados os recursos mentais, o stress pode provocar taquicardia, tensão muscular, nó no estômago, mãos frias e suadas e, nos estágios mais avançados, piorar a qualidade de vida, afetando a memória e aumentando também o desgaste físico e mental, levando a doenças mais sérias, como, por exemplo, a depressão, conhecida como **stress negativo**, que acontece quando a pessoa ultrapassa seus limites e esgota quase ou toda a sua capacidade de adaptação. Ocorre ainda quando a pressão e as reações físicas decorrentes desses limites são ultrapassadas, permanecendo por um período extenso sem que haja tranquilidade, afetando, assim, a saúde.

## O QUE ACONTECE NO NOSSO CORPO DURANTE O STRESS?

O nosso corpo não diferencia o stress positivo do negativo. Cito como exemplo o stress positivo se expressando como uma sensação de entusiasmo, e o negativo se qualificando como a dor. O corpo adquire o estado de alerta automaticamente, desencadeando situações de stress físico, como ferimentos, queimaduras, falta de ar, frio, ou até mesmo baixa da pressão arterial. Além do stress físico, existe também o stress psicológico, que causa medo, aborrecimento e alegria.

Independentemente de o stress ser positivo, negativo, físico ou emocional, o corpo não os diferencia, apresentando a mesma resposta. Assim, para o organismo absorver mais oxigênio, a respiração se acelera, e o fígado, que é uma relevante fonte de energia, acaba secretando mais glicose, funcionando da mesma forma tanto para o stress positivo quanto para o negativo.

Além de tudo isso, com o nosso organismo, ocorre também uma aceleração no coração e uma diminuição na circulação sanguínea, na pele e nos órgãos, para que, dessa forma, os músculos e o cérebro sejam mais bem abastecidos.

Finalmente, as glândulas suprarrenais secretam adrenalina, cortisol e outros hormônios responsáveis na preparação de vários outros órgãos, que, no sentido real, são necessários para a luta ou para a fuga.

Sabemos agora que, ao exigir-se demais do corpo, são liberados os chamados hormônios do stress, conhecidos como adrenalina, agindo de forma que os vasos sanguíneos se contraiam e a pressão arterial aumente, e é isso que nos mantém acordados ou atentos. Simultaneamente a esse processo, tais hormônios provocam a liberação do açúcar para fora das células, aumentando os níveis de glicose no sangue, e assim oferecendo mais energia e disposição.

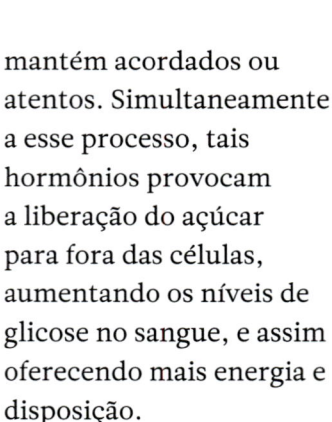

O cérebro e os músculos necessitam de mais energia em situações de stress do que em condições normais. Podemos concluir que, moderadamente, esse processo é saudável, porém, se isso ocorrer de forma constante, o stress desequilibra a estabilidade do corpo, agindo de maneira negativa.

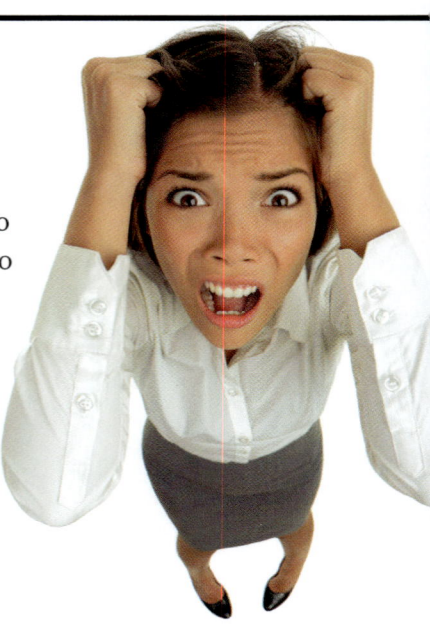

## OS EFEITOS DO STRESS

Além do aumento de peso, **o stress se manifesta de diversas maneiras, podendo ocorrer dores na nuca, de cabeça ou nas costas**; gera também insônia, problemas digestivos e úlceras gástricas, oferecendo maior suscetibilidade a infecções.

E mais: causa problemas de concentração e aprendizado, irritabilidade e a pessoa ainda estará sujeita a desenvolver diabetes.

Segundo pesquisas comprovadas, o stress se desenvolve em quatro estágios, iniciando pelo estágio de alerta, como dito anteriormente, que é a fase benéfica do stress, quando é produzida a adrenalina, fazendo com que nosso corpo tenha energia e sintamos a sensação de vigor. Isso é necessário para situações que despendem uma grande quantidade de energia, como passar uma noite em claro ou lidar com uma emergência.

Porém, nessa fase, podemos também sentir tensão ou dor muscular, azia, problemas de pele, irritabilidade sem causa aparente, nervosismo, sensibilidade excessiva, ansiedade e inquietação.

Podemos sair desse processo de stress sem consequências, se a causa que o originou desaparecer; caso contrário, se o fato estressor continuar a existir ou se ocorrer algo mais que nos desafie, exigindo mais energia do que o corpo dispõe, corremos o risco de entrar no estágio de resistência, que é a fase em que tentamos resistir ao stress.

Nesta etapa ocorre o surgimento de dois sintomas de maior relevância, que são as dificuldades relacionadas à memória e ao cansaço extremo. Se o esforço extensivo que demandamos para lidar com a situação for suficiente, conseguiremos eliminar e sair do processo de stress.

No entanto, o problema maior ocorre quando não conseguimos resistir ou nos adaptar, de forma que o nosso organismo comece a sofrer gradualmente um colapso, que é conhecido como a fase de quase exaustão.

**OS SINTOMAS DA FASE DE QUASE EXAUSTÃO SÃO DIVERSOS. PARA FACILITAR, DISPOMOS UMA LISTA A SEGUIR, QUE SÃO:**

- Cansaço mental;
- Dificuldade de concentração;
- Perda de memória imediata;
- Apatia ou indiferença emocional;
- Impotência sexual ou perda da vontade de fazer sexo;
- Perda ou ganho de peso;
- Desânimo, apatia ou questionamento da vida;
- Herpes;
- Corrimentos;
- Tumores;
- Problemas de pele;
- Queda de cabelo;
- Gastrite ou úlcera;
- Autodúvidas;
- Ansiedade;
- Crises de pânico;
- Pressão alta;
- Alteração dos níveis de colesterol e triglicérides;
- Infecções ginecológicas;
- Aumento de prolactina;
- Distúrbios de menstruação;
- Queda na qualidade de vida.

## AS FASES DO STRESS DETALHADAMENTE

Para um entendimento geral sobre o assunto, estão expostos os sintomas de cada fase extraídos do Instituto de Psicologia e Controle do Stress. Caso você se identifique com algumas das fases do stress, já alcançou o primeiro passo para se libertar desse mal: a conscientização de que o corpo está desequilibrado é o caminho para uma vida saudável.

## FASE 1

### FASE DE ALERTA

**SONO:** Dificuldade em dormir muito acentuada devido à adrenalina.
**SEXO:** Libido (vontade de fazer sexo) alta. Muita energia. O sexo ajuda a relaxar.
**TRABALHO:** Grande produtividade e criatividade. Pode varar a noite sem dificuldade.
**CORPO:** Tenso. Músculos retesados. No início da fase, aparece a taquicardia (coração disparado). Sudorese. Sem fome e sem sono. Mandíbula tensa. Respiração mais ofegante do que o normal. No todo, o organismo reage em uma perfeita união entre mente e corpo. A tensão do corpo encontra correspondência na mente.
**HUMOR:** Eufórico. Pode ter grande irritabilidade devido à tensão física e mental experimentada.

## FASE 2
### FASE DE RESISTÊNCIA

**SONO:** Normalizado.
**SEXO:** Libido (vontade de fazer sexo) começa a baixar. Pouca energia. O sexo não é interessante.
**TRABALHO:** A produtividade e a criatividade voltam ao usual, mas, às vezes, não consegue produzir novas ideias.
**CORPO:** Cansado, mesmo tendo dormido bem. O esforço de resistir ao stress se manifesta como uma sensação de cansaço. A memória começa a falhar. Mesmo não estando sem enfermidade, o organismo se sente "doente".
**HUMOR:** Cansado. Só se preocupa com a fonte de seu stress. Repete o mesmo assunto e se torna tedioso.

## FASE 3
### FASE DE QUASE EXAUSTÃO

**SONO:** Insônia. Acorda muito cedo e não consegue voltar a dormir.
**SEXO:** Libido (vontade de fazer sexo) quase desaparece. A energia para o sexo está sendo usada na luta contra o stress, e a pessoa perde o interesse.
**TRABALHO:** A produtividade e a criatividade caem dramaticamente. Consegue somente dar conta da rotina, mas não cria e nem tem ideias originais.

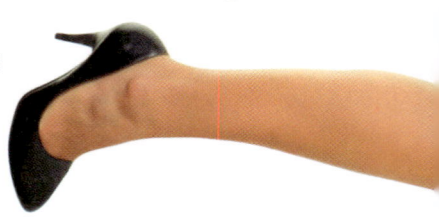

# Capítulo 6    *Conhecendo um pouco o stress*

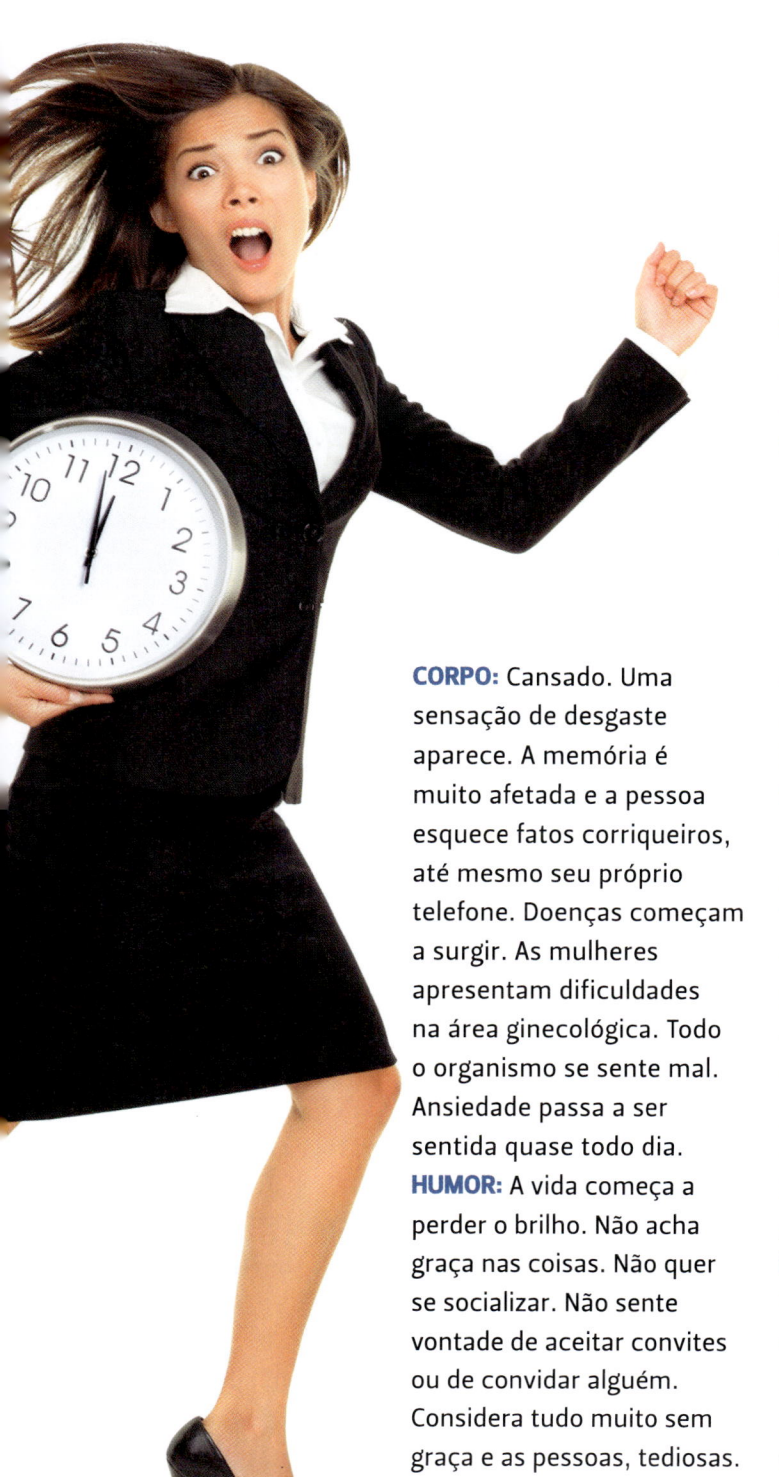

**CORPO:** Cansado. Uma sensação de desgaste aparece. A memória é muito afetada e a pessoa esquece fatos corriqueiros, até mesmo seu próprio telefone. Doenças começam a surgir. As mulheres apresentam dificuldades na área ginecológica. Todo o organismo se sente mal. Ansiedade passa a ser sentida quase todo dia.

**HUMOR:** A vida começa a perder o brilho. Não acha graça nas coisas. Não quer se socializar. Não sente vontade de aceitar convites ou de convidar alguém. Considera tudo muito sem graça e as pessoas, tediosas.

## FASE 4
## FASE DE EXAUSTÃO

**SONO:** Dorme pouco. Acorda cedo e não se sente revigorado pelo sono.

**SEXO:** Libido (vontade de fazer sexo) desaparece quase que completamente.

**TRABALHO:** Não consegue mais trabalhar como normalmente. Não produz. Não consegue se concentrar e nem decidir. Perde o interesse pelo trabalho.

**CORPO:** Desgastado e cansado. Doenças graves podem ocorrer, como depressão, úlceras, pressão alta, diabetes, enfarte, psoríase etc. Não há mais como resistir ao stress. A batalha foi perdida. A pessoa necessita de ajuda médica e psicológica para se recuperar. Em casos mais graves, pode ocorrer a morte.

**HUMOR:** Não se socializa mais. Foge dos amigos. Não vai mais a festas. Perde o senso de humor. Fica apático. Muitas pessoas têm vontade de morrer.

## Capítulo 7
# Combata o stress!

### COMBATA O STRESS, EQUILIBRANDO-O!

É possível equilibrar o stress, e não há segredo algum. A dica é aprender a gerenciar de forma eficiente a fase de alerta, que é conhecida como stress positivo.

O indivíduo deve alternar entre estar alerta e sair do alerta. Aprendendo a manejar essa linha tênue, não há barreiras que impeçam a pessoa de ter uma vida equilibrada.

Após a permanência no estado de alerta, o organismo necessita de equilíbrio para se recuperar da adrenalina. Esse momento temporário de pausa é obrigatório para o reequilíbrio, podendo, posteriormente a esse período de pausa, retornar ao estado de alerta quantas vezes for necessário, sem prejuízo e sem danos ao organismo.

É importante ressaltar que sem essa pausa o organismo se extenua e o stress se torna excessivo, resultado de ter sido prolongado por muito tempo, ou por um evento estressor extremamente impactante, causando, como efeito disso, o surgimento de diversas doenças.

Sabemos que não é sempre que os fatores externos influenciam o corpo, mas realizar caminhadas regulares, praticar exercícios de relaxamento e ter quantidade suficiente de horas de sono colaboram para que os níveis de adrenalina se mantenham baixos, desenvolvendo, assim, uma sensação de tranquilidade.

### A IMPORTÂNCIA DE RELAXAR

Os momentos de relaxamento são extremamente importantes para a saúde do organismo combater o stress. O stress é prejudicial à saúde, e uma de suas consequências é o prejuízo da capacidade de resolver problemas, bloqueando o raciocínio. Para livrar-se dele, há diversas maneiras para relaxar, que variam de pessoa para pessoa.

Pesquisas realizadas pelo Instituto de Psicologia e Controle do Stress definiram, por meio de estudos, as diversas maneiras de enfrentamento que os brasileiros utilizam para lidar com o nível de stress elevado que experimentam no seu cotidiano. Confira no quadro abaixo[2]:

## Medidas que as pessoas utilizam para lidar com o próprio STRESS

**75,74%**
Conversa com amigos ou familiares

**71,37%**
Analisa a fonte de seu stress e tenta eliminá-la de sua vida

**64,30%**
Faz exercício físico

**12,3%**
Reza, ora, faz irradiações mentais

**26,23%**
Lê revistas ou livros

**54,20%**
Come

**13,1%**
Vai ao psicólogo

**20,05%**
Faz compras

**2,04%**
Faz massagem

**2,00%**
Vai ao salão de beleza

**36,2%**
Vai ao médico

**5,1%**
Utiliza calmantes ou outros remédios

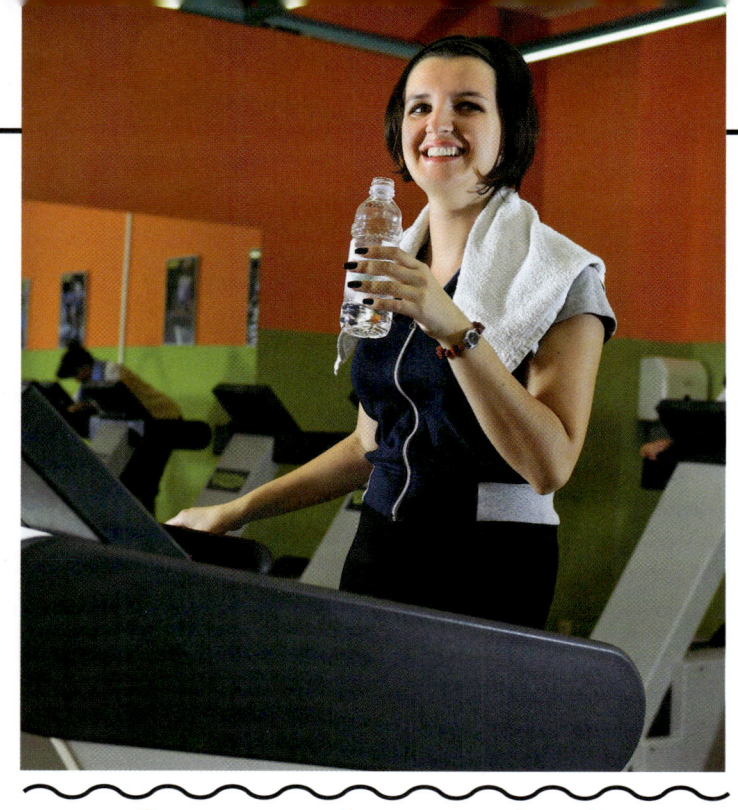

**2,3%**
Utiliza bebida alcoólica

**0,3%**
Procura um acupunturista

**50,2%**
Procura um centro espírita

**06,-%**
Procura um padre ou um pastor

**42,6%**
Fuma cigarros

**6,0%**
Fuma maconha

**36,-%**
Utiliza cocaína ou outras drogas

[2]Encontrado no site http://www.stress.com.br/pesquisas/, acessado em 15/04/2015.

**VOCÊ SABIA QUE A PRÁTICA DE EXERCÍCIOS FÍSICOS, DE FORMA ISOLADA OU ALIADA A TRATAMENTOS ESPECÍFICOS, AUXILIA A DIMINUIR OS SINTOMAS, TRAZENDO BEM-ESTAR E QUALIDADE DE VIDA?**

## COMO CONTROLAR O STRESS?

É possível controlar o stress? Sim, é possível, mas antes é necessário definir que existem duas medidas de controle do stress, uma a longo prazo, que foca diretamente as causas do stress e a nossa resistência para combater esse ato, e a outra a curto prazo, que foca um resultado imediato, com o objetivo de reduzir a tensão física e mental.

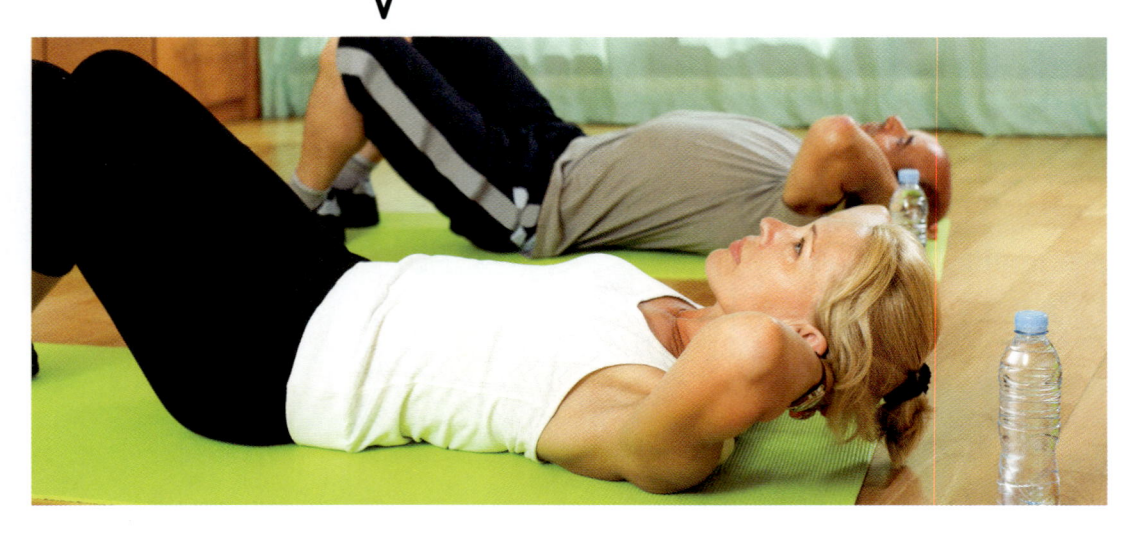

Não é novidade que a prática de exercícios físicos seja recomendada aos que desejam controlar o nível de stress sem estarem à mercê do desequilíbrio. Mas qual é o mistério da prática de exercícios físicos? O que ocorre com o nosso organismo ao praticar tais atividades? Como essa prática afeta o stress?

*Segundo as pesquisas, praticar exercícios físicos durante 30 minutos ininterruptos faz com que nosso corpo produza uma substância conhecida como beta-endorfina.* Essa substância proporciona ao ser humano uma sensação de conforto, bem-estar e prazer. Um fator interessante dessa substância é que ela anestesia o corpo, fazendo desaparecer as dores momentaneamente. Um exemplo disso é um profissional do esporte, quando, ao praticar determinada atividade, se acidenta, mas continua jogando.

A prática de exercícios físicos por três ou mais vezes semanalmente combate a depressão e a ansiedade. Mas, é válido relembrar que apenas praticar atividades físicas não é suficiente, e devemos atentar para nossas limitações. Sempre que tivermos algum problema em nossa vida, tanto físico quanto mental, devemos procurar descobrir suas causas; fazer terapia ajuda no processo de conscientização dos nossos problemas.

O exercício físico melhora em muito a qualidade de vida, abrindo portas para outros benefícios e outras formas de prazer; além de apresentar significativas melhoras na saúde, também abrange nossa vida social e afetiva. Não menos importante, nossa vida profissional flui com mais naturalidade, e ficamos mais dispostos e mais abertos a aceitar novos desafios no trabalho.

## Capítulo 7 — Combata o stress!

### REDUZINDO O STRESS NO AMBIENTE DE TRABALHO

A especialista Marilda Lipp, presidente do Instituto de Psicologia e Controle do Stress, dispõe de algumas dicas para amenizar o stress no ambiente de trabalho, estimulando os profissionais a terem um melhor desempenho produtiva e criativamente.

- Melhorar o relacionamento com chefes, subordinados e colegas;
- Controlar o stress e a raiva;
- Gerenciar bem o tempo de cada atividade;
- Realizar testes periódicos de stress;
- Buscar horários flexíveis;
- Campanhas de esclarecimento e repúdio ao assédio moral;
- Sala de relaxamento;
- Atividade física e alimentação adequada (para facilitar, é possível que as empresas façam convênios com academias e nutricionistas);
- Psicoterapia.

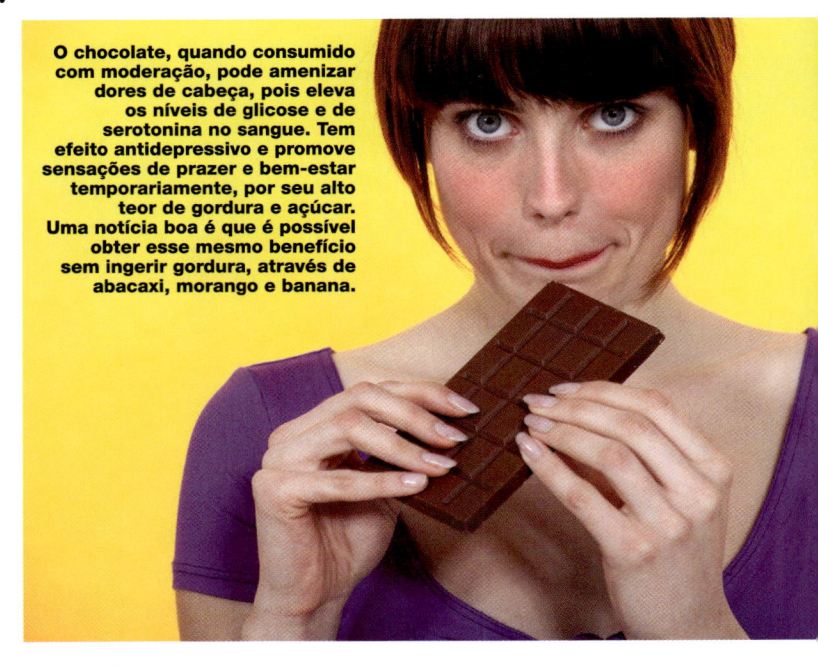

O chocolate, quando consumido com moderação, pode amenizar dores de cabeça, pois eleva os níveis de glicose e de serotonina no sangue. Tem efeito antidepressivo e promove sensações de prazer e bem-estar temporariamente, por seu alto teor de gordura e açúcar. Uma notícia boa é que é possível obter esse mesmo benefício sem ingerir gordura, através de abacaxi, morango e banana.

### EQUILÍBRIO NA ALIMENTAÇÃO

Para ter uma balança saudável, é necessário seguir uma alimentação equilibrada, o que não significa eliminar por completo os açúcares e gorduras nem alimentar-se apenas de refeições que são ricas em cereais ou carnes, e, sim, ter uma dieta variada, que proporcione ao corpo proteínas, carboidratos, e gorduras.

É aconselhável manter na dieta os minerais, as vitaminas e os oligoelementos, como a castanha-do-pará, amêndoas, pistache.

Ao estarmos sob pressão, os nutrientes importantes são consumidos rapidamente, então é necessário sempre repô-los. Alguns desses nutrientes são as vitaminas B1 e C, essenciais para os nervos. Também estão nesta lista os sais minerais, como o cálcio, potássio, magnésio e sódio, que colaboram para o bom funcionamento dos nervos.

## Tranquilizantes e tônicos caseiros que fortalecem o sistema nervoso, ajudando no combate ao stress!

★ Leite desnatado e iogurte são ótimas fontes para a obtenção de cálcio;

★ Para obter vitamina C, kiwis, morangos, frutas cítricas, cássis ou verduras, como o pimentão, são essenciais para fortalecer o sistema imunológico;

★ O chá-verde possui efeitos calmantes sobre o corpo sem sobrecarregá-lo;

★ Nozes, bananas e aveias são ricas em vitaminas do grupo B e têm a função de fortalecer os nervos;

★ O iodo faz com que a tireoide produza hormônios importantes para as funções do sistema nervoso central. As melhores fontes de iodo advêm do peixe fresco e das algas.
Deve-se ingerir esses alimentos crus para melhores efeitos;

★ Afaste-se da nicotina! O cigarro consome suas reservas de vitamina C.

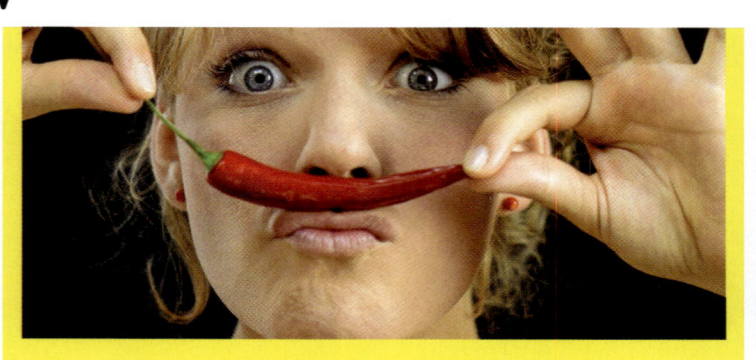

## Alimentos que melhoram o humor!

*Alguns alimentos têm a função de levantar o ânimo. Eles contêm substâncias que estimulam o organismo a secretar determinados hormônios. Abaixo, algumas dicas de alimentos que colaboram com o bom humor:*

**O chocolate** possui gorduras e açúcar, substâncias que nos deixam felizes, pois tanto o açúcar quanto a gordura aceleram a produção de serotonina, conhecida também como o hormônio da felicidade, nos propiciando um astral positivo;

**A soja** é um alimento que colabora no combate à depressão, pois contém isoflavonoides, elemento que age contra os estados depressivos;

**Refeições picantes ou que contenham gorduras** liberam uma substância chamada endorfina, que é produzida pelo próprio corpo e promove a sensação de bem-estar. Por exemplo, ao consumirmos alimentos que contenham pimentas *Chili* ou uma bela porção de morangos com chantili, nos sentimos leves, calmos e satisfeitos;

**A erva-de-são joão** ajuda a bloquear no cérebro os receptores responsáveis pelo desânimo. Outro benefício dessa erva é que ela combate a diminuição da serotonina. Quando se sentir para baixo, recomenda-se beber de duas a três xícaras de chá de erva-de-são joão ao longo do dia e uma xícara antes de dormir. Essa erva é um antidepressivo natural.

**Capítulo 7** — *Combata o stress!*

### O STRESS ENGORDA!

É possível observar nas pessoas que estão sob stress diário que elas possuem mais propensão a ingerir alimentos ricos em gorduras e alimentar-se, principalmente, de *fast food*. Isso acontece porque as pessoas que sofrem de stress diário não reservam tempo para as suas necessidades verdadeiras e passam a ingerir, inconscientemente, alimentos que engordam, ricos em gorduras e açúcar.

O consumo de alimentos abundantes em gorduras e açúcar, como o chocolate, gera a falsa sensação de felicidade. O que ocorre, na verdade, é um efeito instantâneo de prazer, criando, na realidade, um aumento temporário de insulina no organismo. Logo em seguida, a fome retorna rapidamente. Essa é a cilada de um círculo vicioso, porque alimentos saturados de açúcar e gordura nos satisfazem apenas por um curto período; compensamos o stress, que foi amenizado pelo prazer instantâneo, mas tornamos a nos alimentar novamente.

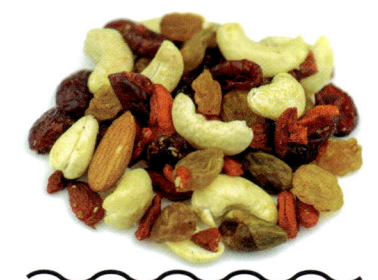

ALGUNS PRODUTOS INTEGRAIS, COMO A LEVEDURA DE CERVEJA, NOZES, FRUTAS SECAS, ARROZ, CONTÊM MAGNÉSIO, QUE COMBATE A IRRITABILIDADE EXCESSIVA E OUTRAS REAÇÕES CAUSADAS PELO STRESS E TEM A FINALIDADE DE PROMOVER TRANQUILIDADE.

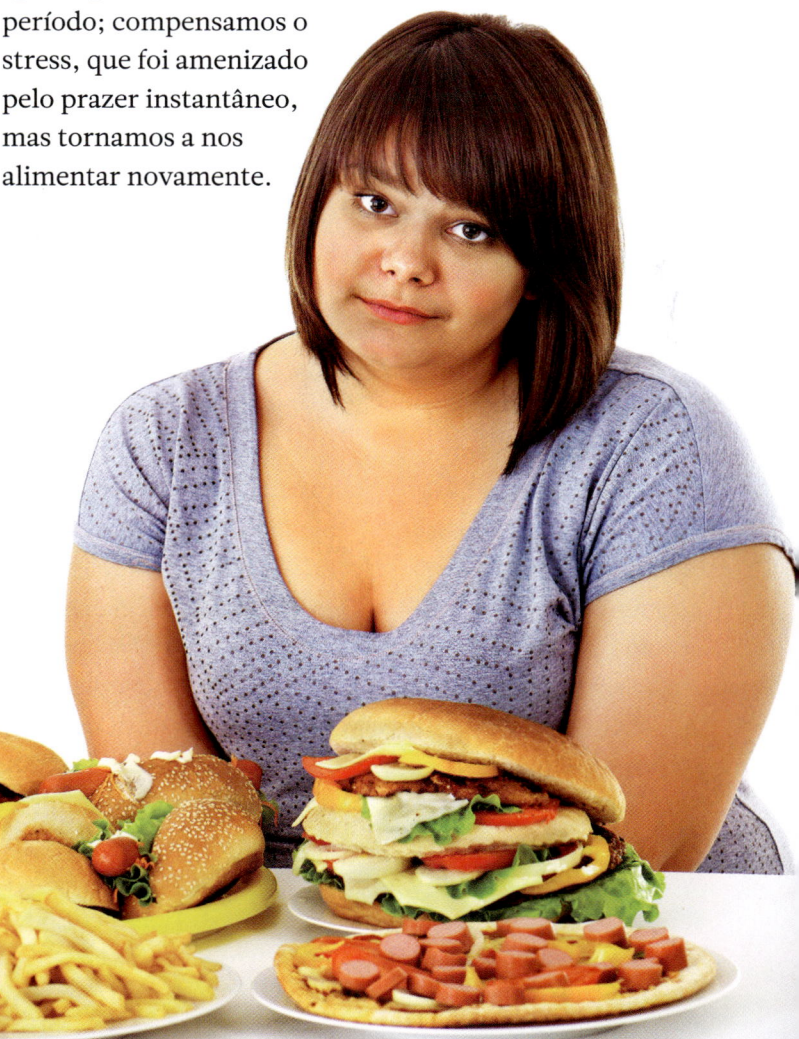

## ALIVIE O STRESS, PINTANDO!

Atualmente, quando, cada vez mais, o stress tem apresentado uma significativa evolução na população, a busca para se sentir melhor no dia a dia tem criado diversas maneiras de aliviá-lo. Uma delas é pintando. Essa técnica tem apresentado um sucesso significativo e cada vez mais as pessoas aderem a ela como forma de aliviar a tensão.

A pintura em livros pode ajudar pessoas que se cobram demais a relaxar. Pintar quadros é uma atividade em que o autor da obra, por mais simples que possa ser, tem um nível de cobrança e requer uma preocupação com harmonia e proporções que não encontramos no ato de rabiscar, que ocorre de uma forma livre e mais espontânea.

É importante acrescentar que, apesar dos benefícios, não deve ser considerada uma terapia. O estímulo gerado pelos livros pode criar reações interessantes, como sudorese, dormência nas pernas ou sensações de tristeza ou prazer exacerbadas, que merecem ser observadas e podem ser depois trabalhadas com um terapeuta certificado.

Especialistas como Ana Leite[3], terapeuta ocupacional e autora do site Reab.me, diz que *"Em tempos em que o meio digital é tão presente na vida pessoal e de trabalho dos adultos, uma atividade manual não relacionada à tecnologia pode ser a alternativa leve e que proporciona bem-estar."*

A arteterapeuta Deolinda Fabietti, especializada em cuidado do adulto, afirma que a pintura pode ser um canal para se expressar, ajudando a exercitar a criatividade e a alcançar maior autoconhecimento. *"A arte atinge esse bem-estar e traz um momento de relaxamento, que pode conduzir a um contato com seus conflitos e maneiras de lidar com eles."*

Esses desenhos de pinturas para adultos podem ser encontrados em sites de livrarias, nas livrarias ou em papelarias. de sua cidade. Além desses livros, há também as versões para impressão, encontradas nos sites disponíveis abaixo:

http://**www.reab.me**
http://**www.leehansen.com/coloring/index.htm**
http://**www.clipartandcrafts.com/coloring/adultcoloring/index.htm**

### Dica: Pinte ou desenhe mandalas!

A palavra mandala, conhecida como arquétipos da vida, é originária da Índia, que significa círculo ou centro. São imagens com formatos circulares ou polígonos, e é conhecida como símbolo das relações mentais. Ela é utilizada de diversas maneiras, tanto em práticas psicofísicas quanto como instrumento de meditação e também por sistemas religiosos orientais. São ideais para aquelas pessoas que apresentam dificuldades ou não dominam nenhuma técnica de relaxamento, pois, ao pintar uma mandala, o corpo pode relaxar, de forma que os problemas e aborrecimentos tornam-se secundários.

[3] Editora-chefe do Reab.me. Terapeuta Ocupacional (UFPE). Especialista em Tecnologia Assistiva (UNICAP). Mestre em Design e Ergonomia (UFPE). Consultora em Tecnologia para Reabilitação.

## Capítulo 7 — Combata o stress!

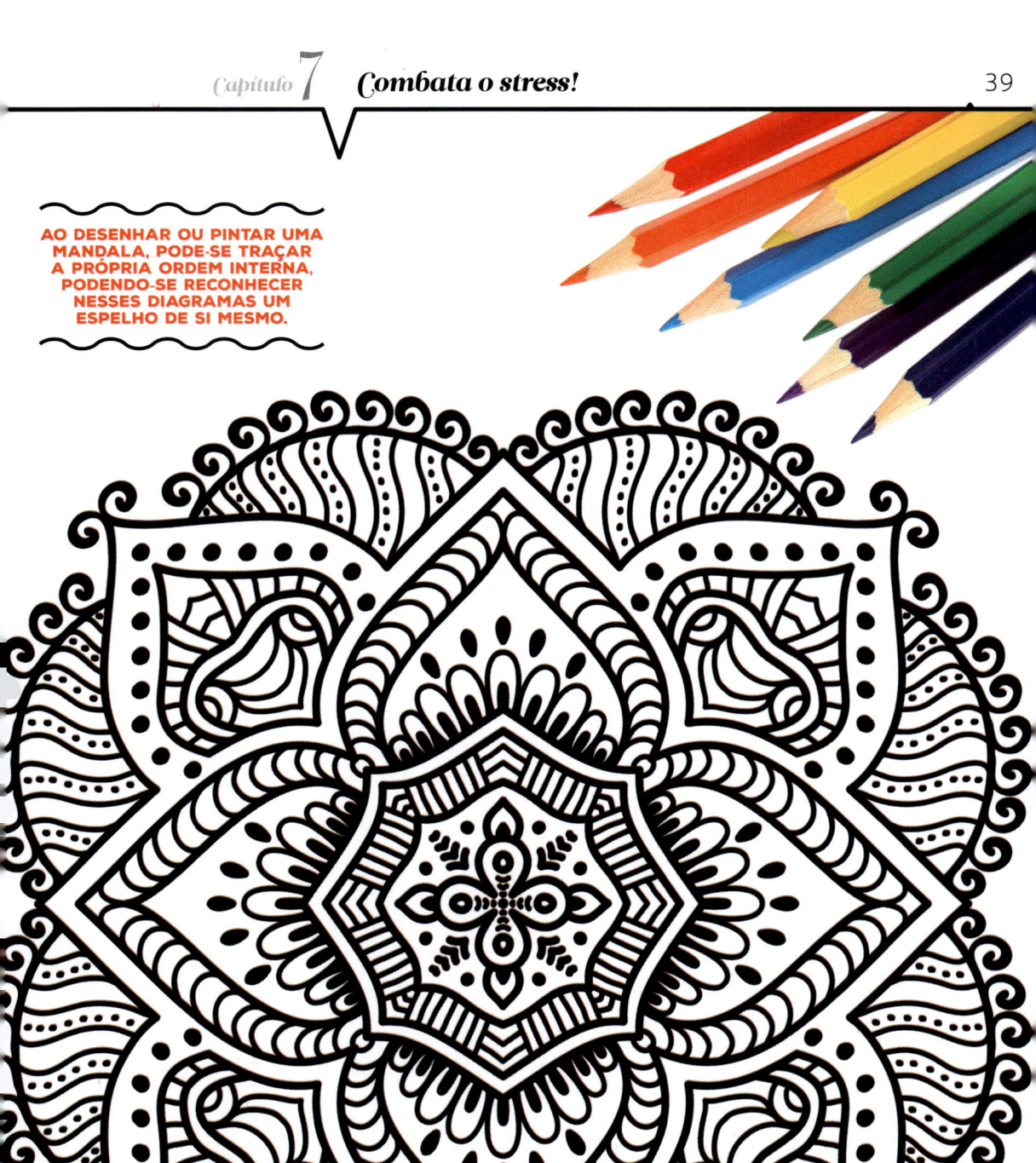

**AO DESENHAR OU PINTAR UMA MANDALA, PODE-SE TRAÇAR A PRÓPRIA ORDEM INTERNA, PODENDO-SE RECONHECER NESSES DIAGRAMAS UM ESPELHO DE SI MESMO.**

## Capítulo 8
## Tenha uma vida longa e saudável

**S**abemos que ao praticar atividades, que nos dão prazer, como pintar e cozinhar, aliviamos a tensão, amenizando o stress causado pela rotina diária. Mas não basta realizar atividades que relaxam a mente; para obter uma vida saudável, é necessário também trabalhar com o nosso corpo. Uma mente sã e um corpo saudável são a base para uma vida equilibrada.

Este tópico visa focar em diversas formas de exercícios, tanto para lidar com o stress cotidiano quanto para adquirir um corpo saudável.

## O PODER DOS PENSAMENTOS POSITIVOS!

Pensar de forma positiva significa extrair o melhor de cada situação que nos é apresentada com o objetivo de alcançar maior satisfação e alegria na vida cotidiana.

Comprovações científicas afirmam que pessoas mais otimistas vivem mais que as pessoas que têm pensamentos negativos de forma habitual.

O que essas pesquisas revelam pode soar óbvio: pessoas com disposição para ver o lado positivo da vida tendem a cuidar mais da saúde, a praticar exercícios e a se alimentar melhor. Porém, há outra explicação, que fala da relação entre os hormônios e o stress – problema que os otimistas parecem enfrentar melhor em relação aos pessimistas. Longos períodos de irritação e melancolia influenciam na secreção de alguns hormônios. *"No stress crônico predomina a ativação do córtex das glândulas suprarrenais com produção de cortisona, que é um hormônio imunossupressor, ou seja, que diminui a ação do sistema imunológico"*, explica o médico Régis Cavini Ferreira, especialista em psiconeuroendocrinologia, uma área que estuda a relação entre cérebro, hormônios e comportamento. *"Assim, evitando o stress, o indivíduo tem melhor competência imunológica para se recuperar das doenças"*, afirma. As glândulas suprarrenais, aliás, parecem ser um dos principais termômetros do pensamento positivo no nosso corpo. Como o próprio nome diz, elas ficam na parte superior dos rins e sua função consiste basicamente na liberação de hormônios. Isso acontece como resposta ao nível de stress a que somos expostos.

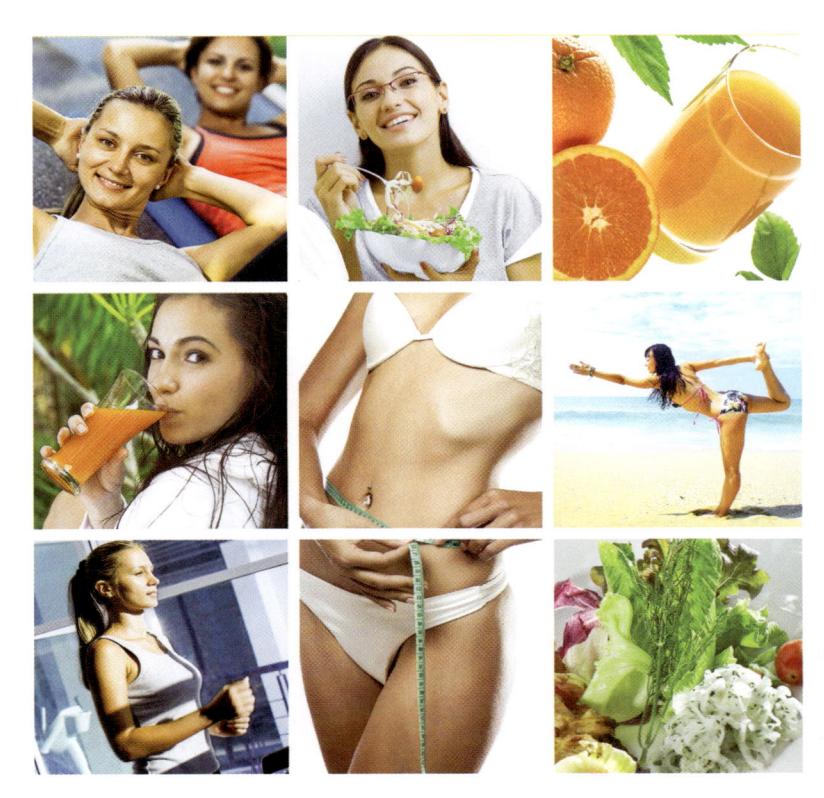

## PODEMOS INFLUENCIAR A REALIDADE

Segundo afirma a Física quântica, o elétron não tem uma existência física. Ou seja, ele não é uma pessoa como eu e você. Ele é inquieto e é capaz de estar em vários lugares ao mesmo tempo. Quando um elétron é observado com um instrumento, ele para em um só ponto, ou seja, interferimos no seu rumo. *"Mas não temos nenhum controle sobre o lugar em que a partícula vai parar. Se eu quiser que ela reaja a meu favor, não vou conseguir"*, diz o físico Adilson José da Silva, professor do Instituto de Física da USP.

## COMO ESSA TEORIA É APROPRIADA

Essa ideia vem sendo usada para justificar a crença de que a mente é capaz de alterar a realidade. O pensamento positivo, nesse caso, influenciaria tudo e mudaria o rumo dos acontecimentos do mesmo jeito que influenciamos a parada de um elétron. *"A física quântica dá a você o controle sobre o seu futuro, permitindo que você altere a direção do seu destino"*, diz Susan Anne Taylor[4], no livro *A Ciência do Sucesso*.

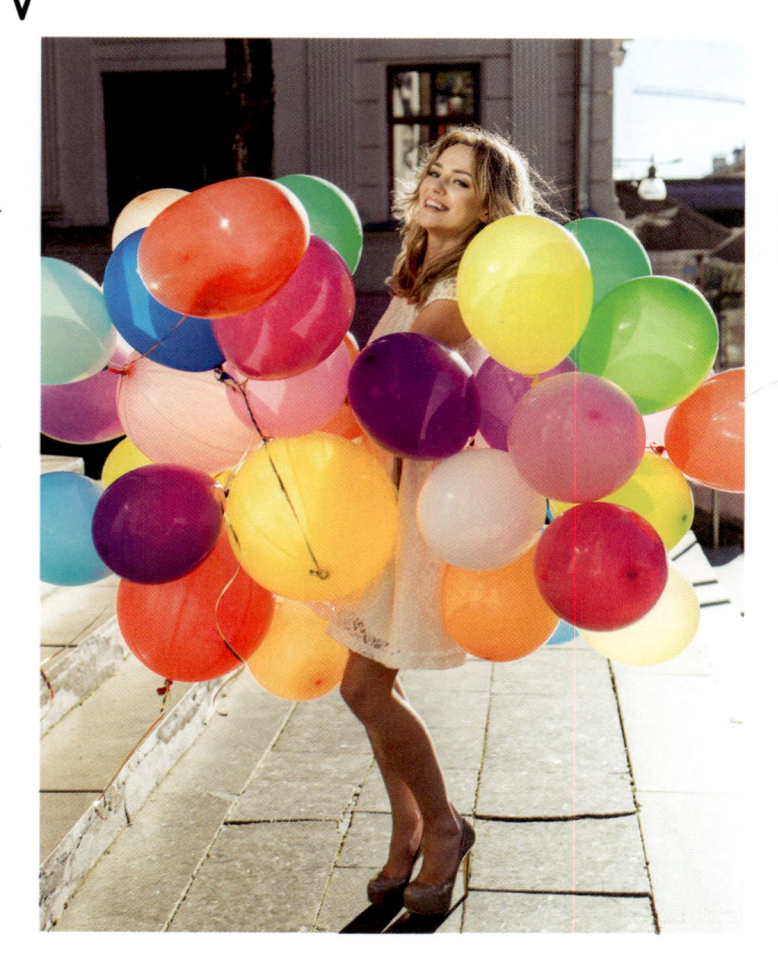

[4] Susan Anne Taylor, é psicóloga palestrante na área motivacional.

## CRIANDO PENSAMENTOS POSITIVOS

Para facilitar a criação de ideias positivas, devemos compreender primeiro que cada um é responsável pela sua felicidade. Sabemos que o nosso comportamento é influenciado pelo nosso subconsciente. Se você crê que não é capaz de dominar determinada situação, essa afirmação ficará gravada no subconsciente, de forma que você não conseguirá dominá-la.

## Capítulo 8 — Tenha uma vida longa e saudável

### ALGUMAS DICAS PARA PRATICAR OS
# pensamentos positivos

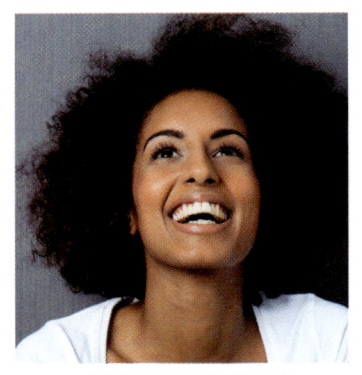

**BOLHA PROTETORA**

Em situações difíceis, como temer algo, envolva-se numa bolha imaginária até ter a sensação de proteção;

Agora preencha essa lacuna protetora com muita luz. Neuropsicólogos afirmam que esse exercício acalma, gerando harmonia interior.

**CONVERSANDO INTERNAMENTE, RESOLVENDO CONFLITOS**

Quando souber que terá uma discussão, por exemplo, no ambiente de trabalho, com o chefe ou colegas de profissão, antecipe-se, imaginando como transcorrerá a futura situação;

Imagine cada passo da conversa: você e a outra pessoa estão sentadas frente a frente. Nesse instante formule os seus argumentos e deixe a sua imaginação respondê-los;

Em seguida você poderá prosseguir esse diálogo imaginário repassando-o para um papel; essa atitude fará com que elabore de forma mais clara e precisa suas exposições;

Por fim, após ter feito essa análise imaginária de como poderá ocorrer a conversa, você sentirá mais segurança diante da situação real, e também estará mais propenso a aceitar os argumentos da outra pessoa.

**ENCARANDO AS MUDANÇAS DE MANEIRA POSITIVA**

Faça um balanço das mudanças que estão para ocorrer em sua vida. Acontecimentos como mudanças de casa ou assumir novas responsabilidades são situações que trazem muitas incertezas. Para facilitar e observar tudo com mais clareza, é cabível fazer uma relação de prós e contras.

Pegue um lápis e um papel e trace uma linha no centro, coloque do lado esquerdo um grande sinal de menos e do lado direito um grande positivo. Agora liste o que você considera de negativo e de positivo na nova situação. Por exemplo: "sentirei falta dos meus amigos" no lado negativo e, no lado positivo, você pode colocar "conhecerei novas pessoas interessantes".

Relacione as questões que considera mais importantes; estas deverão ser escritas no alto da folha.

**CERQUE-SE DE PENSAMENTOS POSITIVOS**

ESSA TÉCNICA É IDEAL PARA IDENTIFICAR SE A MAIORIA DOS SEUS PENSAMENTOS É NEGATIVA. CASO PERCEBA QUE TODOS OS SEUS PENSAMENTOS SE VOLTAM PARA O LADO NEGATIVO, PROCURE, A PARTIR DESTE MOMENTO, INTERROMPER ESSE PENSAMENTO, SUBSTITUINDO-O POR UM POSITIVO E COMPLETO.

Reserve ao menos 15 minutos diários para refletir sobre o que lhe passa pela cabeça ao longo do dia, e atente-se também para o que diz.

Alguns exemplos de transformação de pensamento: Em vez de dizer "não me agrada nem um pouco passear neste momento" você pode substituir por "eu gostaria de ler neste momento".

Não diga "estou exausto, mas não posso descansar porque ainda preciso arrumar as coisas"; substitua por "quem manda aqui sou eu, a arrumação pode esperar até amanhã".

**VISUALIZANDO O SUCESSO**

ESSA TÉCNICA É IDEAL PARA COMBATER OS MEDOS E FORTALECER A AUTOCONFIANÇA POR MEIO DE UMA VISÃO PRECISA DE SEUS DESEJOS E SUAS METAS.

Formule suas metas e defina um prazo para alcançá-las. Faça uma análise se você conseguirá alcançar essas metas com suas próprias forças ou se precisará de ajuda.

Verifique se é uma meta realista; se for necessário, mude o seu objetivo. É importante não exigir demais de você mesmo.

Pontue, também, quais serão as consequências dessa meta, caso consiga alcançá-las. Questione os efeitos que seus planos terão sobre os seus familiares e amigos.

Procure ter uma visão concreta e precisa da nova situação detalhadamente. Verifique esporadicamente o quanto ainda falta para alcançar seus objetivos.

Por fim, tenha em mente que você está pensando sobre o seu futuro e interiorize "esse é o meu objetivo".

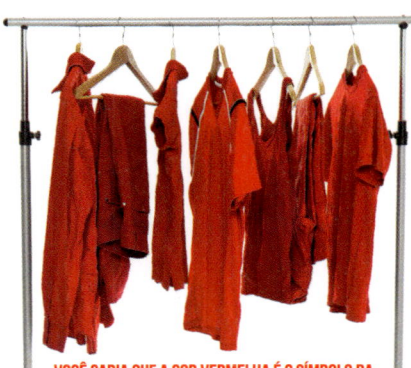

VOCÊ SABIA QUE A COR VERMELHA É O SÍMBOLO DA VITALIDADE, ALEGRIA E ENERGIA? PARA FACILITAR ESSA SENSAÇÃO DE BOM HUMOR, VOCÊ PODE UTILIZAR PEÇAS DE ROUPAS VERMELHAS OU TER EM SUA CASA E NO AMBIENTE DE TRABALHO OBJETOS VERMELHOS.

## ALONGUE-SE PARA MELHORAR OS MOVIMENTOS

Alongamento é um exercício sem alto impacto para o corpo, simples e não exige muito tempo para ser praticado e, o melhor de tudo, pode ser realizado em qualquer lugar.

O alongamento é extremamente benéfico e prático para pessoas que trabalham muito em tarefas manuais e passam muito tempo sentadas. Para evitar danos futuros na coluna, essa prática é importante para a flexibilidade dela.

Quem pratica esporte e se movimenta está no caminho certo para manter o equilíbrio e o bem-estar.

Exercícios físicos que estimulam a transpiração ativam o metabolismo e melhoram as funções cardiorrespiratórias.

O alongamento ajuda a estimular a amplitude dos movimentos, distendendo os músculos e evitando que eles se atrofiem após períodos de esforço físico.

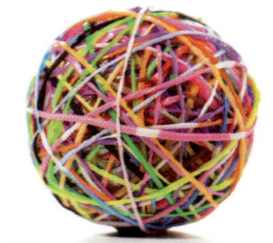

## SETE benefícios do alongamento

1. Ajuda a evitar ou a aliviar problemas nas costas, ombros e pescoço
2. Aumenta a amplitude de movimentos do corpo
3. Reduz o esforço e a tensão musculares nas ações rotineiras
4. Colabora no desenvolvimento de consciência do corpo, porque o torna alerta a qualquer alteração de desempenho, mesmo que sutil, facilitando na prevenção de lesões
5. Eleva a disposição física e mental
6. Colabora com a circulação, estimulando-a
7. Ajuda no crescimento de força e resistência

## ALGUMAS TÉCNICAS PARA A PRÁTICA DE ALONGAMENTOS

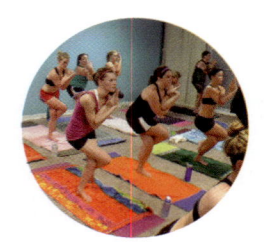

### Birkram Ioga

Desenvolvida na Índia, a ioga é uma prática que une exercícios físicos e mentais. Tal atividade traz benefícios para a circulação, melhora o condicionamento cardiovascular e estimula a desintoxicação por meio da transpiração. Nessa prática as aulas são realizadas em salas aquecidas a 37°C, para que haja estimulação no aumento da elasticidade dos músculos e tecidos e reduzir os riscos de lesão. Mas há um porém: exercitar-se quando a temperatura está alta pode acarretar riscos para a saúde. Recomenda-se evitar a prática constante dessa atividade, realizando-a de maneira equilibrada.

---

O ALONGAMENTO É UMA MANEIRA FÁCIL DE ADQUIRIR FLEXIBILIDADE E RESISTÊNCIA, MANTENDO OS MÚSCULOS MALEÁVEIS. PARA OBTER MELHORES RESULTADOS AO PRATICAR EXERCÍCIOS DE ALONGAMENTO, RECOMENDA-SE ALONGAR O CORPO ANTES E DEPOIS DE QUALQUER ATIVIDADE FÍSICA.

## Capítulo 8 — Tenha uma vida longa e saudável

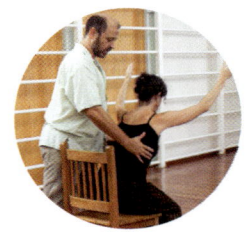

### Técnica de Alexander

Essa técnica colabora com a restauração da capacidade corporal para o relaxamento. A técnica trabalha liberando a tensão, inclusive da cabeça e do pescoço, com o objetivo de fazer o corpo atingir seu potencial pleno.

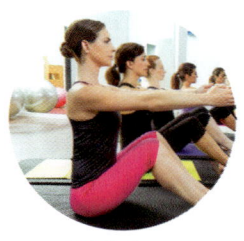

### Pilates

Essa técnica, criada por Joseph Pilates, no início do século 20, dispõe de uma mistura de visões orientais e ocidentais, ginástica, princípios de ioga, corpo e mente. Tem como objetivo trabalhar com um determinado grupo muscular, sempre variando, em que oxigenam, depois alongam, fortalecem e por fim alongam novamente.

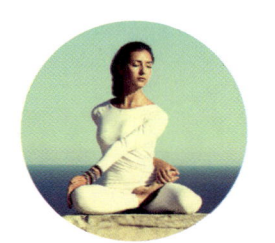

### Hatha Ioga

Essa é a técnica de ioga mais conhecida no Ocidente, que utiliza métodos denominados Ásanas (posições) e Pranayama (respiração), com as quais é possível aprender a controlar a mente e os sentidos sem esforço, conhecida também como meditação. A meditação promove a ideia de acalmar a mente, diante de inúmeras informações surgidas ao longo do dia.

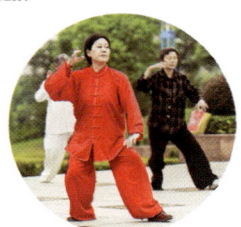

### Tai Chi Chuan

É uma disciplina chinesa que integra mente, corpo e espírito, muito benéfica para aqueles que têm artrite, pois os exercícios fortalecem e aumentam a flexibilidade e a amplitude de movimento sem causar dor, por meio de movimentos delicados. Ótima para manter a vitalidade e a saúde.

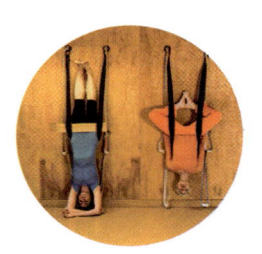

### Iyengar Ioga

Essa técnica se utiliza de acessórios como cintos, os quais ajudam a manter as posturas por um período de tempo, colocando o corpo nas posições corretas.

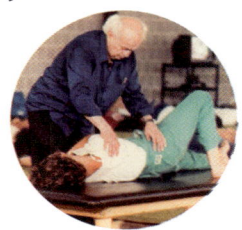

### Método de Feldenkrais

Esse método é uma disciplina prática que colabora com o desenvolvimento da consciência dos movimentos corporais. O objetivo dessa prática é reconhecer as tensões e corrigi-las através de movimentos suaves. Pode ser praticado individualmente ou em sessões com grupos de poucas pessoas.

**PARA SABER MELHOR SOBRE CADA TÉCNICA DE ALONGAMENTO, PESQUISE:**
PILATES: WWW.ESTUDIOPILATES.COM.BR
TAI CHI CHUAN: WWW.SBTCC.ORG.BR
TÉCNICA DE ALEXANDER: WWW.TECNICADEALEXANDER.COM
IOGA: WWW.YOAGAMALA.ORG
ASSOCIAÇÃO DE FELDENKRAIS: WWW.FELDENKRAIS.ORG.BR

## Capítulo 9
## Para uma boa noite de sono

**U**ma das necessidades básicas do ser humano é uma noite bem dormida, porque uma noite maldormida é prejudicial para o cérebro e os processos metabólicos, é essa pausa reparadora que mostra melhor eficácia na hora do corpo trabalhar; inclusive, é durante o sono que o metabolismo do corpo age mais rapidamente e as calorias queimadas nos exercícios agem com mais efeito.

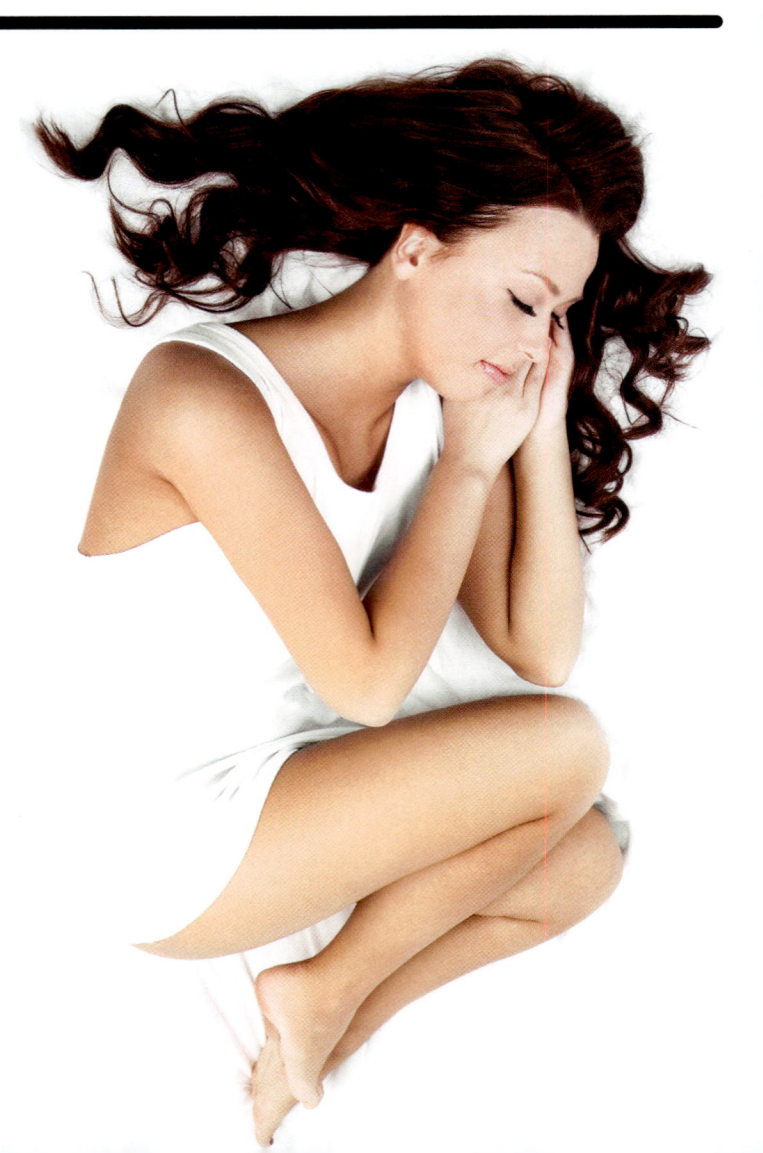

## PARE DE RONCAR!

A ronquidão pode ocorrer de diversas maneiras: posicionamento ao dormir, nariz entupido, excesso de peso e também de álcool, todos esses fatores são prejudiciais para uma noite bem dormida.

Emagrecer ou abrir mão de bebidas alcoólicas apresenta um melhoramento significativo na hora de dormir, evitando a tão conhecida ronquidão.

**ALGUMAS TÉCNICAS PRÁTICAS FUNCIONAM PARA O MELHORAMENTO DA RONQUIDÃO. PARA ISSO RECOMENDA-SE:**

Evitar o álcool e outros sedativos, pois esses produtos causam um efeito relaxante sobre os músculos da garganta, o que facilita o ronco;

..............................

Usar um purificador no quarto umidifica o ambiente, facilitando a respiração;

..............................

Para quem tem problemas com ronquidão, é recomendável manter os animais fora do ambiente do quarto;

..............................

Alivie a congestão esfregando no peito um bálsamo mentolado. Retire os tapetes do quarto de dormir, pois podem abrigar ácaros e poeiras. Se suspeitar de apneia do sono, que é quando os músculos da garganta se fecham e impedem a passagem do ar enquanto dorme, procure orientação médica.

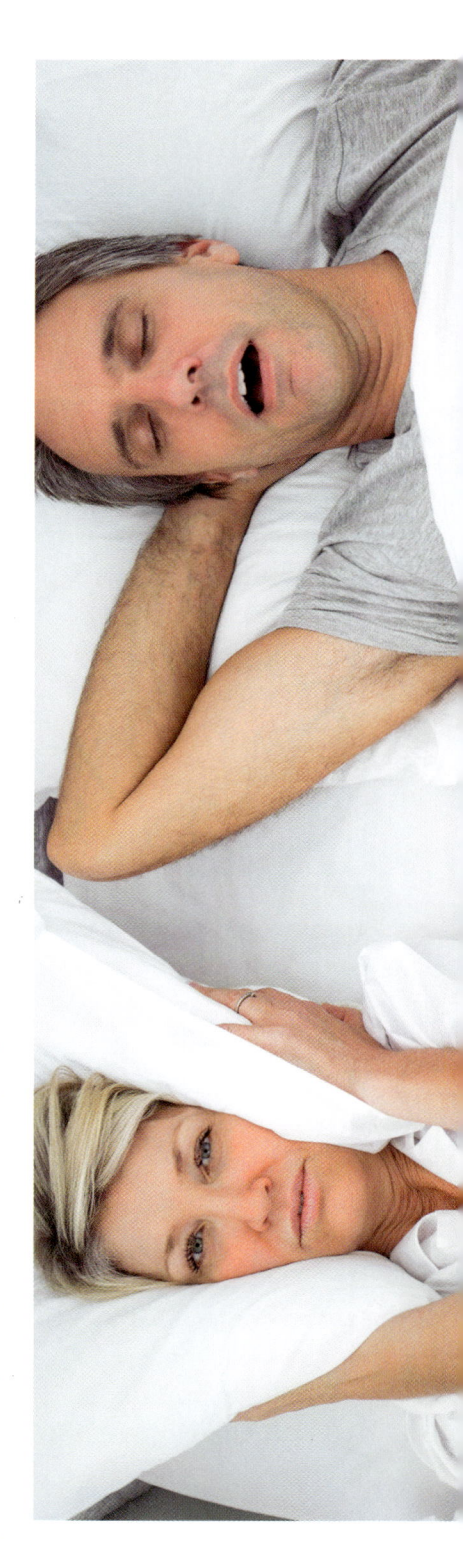

..............................

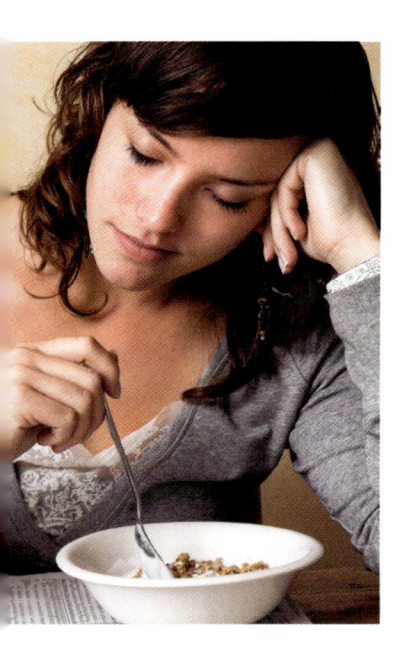

## PARA DORMIR MELHOR, BASTA COMER MENOS!

Um dos grandes vilões do sono são os maus hábitos alimentares. Alimentar-se com exagero no jantar e ingerir alimentos de difícil digestão levará a uma noite de sono agitada. Recomenda-se que a última refeição seja feita até no máximo três horas antes de se deitar, evitando alimentos estimulantes, como café e álcool.

Além das causas citadas anteriormente, existe outro fator importante que atrapalha o processo do sono: o emocional estressado – preocupações com trabalho, família, problemas financeiros ou até mesmo medo de realizar uma prova. Outro fator, muitas vezes não reconhecido, que é um problema recorrente, é o medo de não conseguir dormir; esse fator gera ansiedade, dificultando a chegada do sono.

Para melhorar esse problema, é recomendável impor um horário regular de sono. Para isso um treinamento seria recomendável, e um relaxamento diário, criando-se um hábito; dessa forma, o nosso cérebro começa a perceber o processo, de forma que, a partir daquele determinado horário, ele começa a desacelerar, facilitando o relaxamento, que é um preparo para uma boa noite de sono.

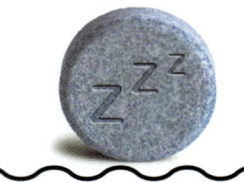

**REMÉDIOS PARA DORMIR POSSUEM EFEITOS COLATERAIS E, CONSEQUENTEMENTE, VOCÊ PRECISARÁ DE DOSES MAIORES PARA OBTER O MESMO EFEITO.**

## 3 Técnicas de relaxamento para uma boa noite de sono (realize diariamente antes de dormir):

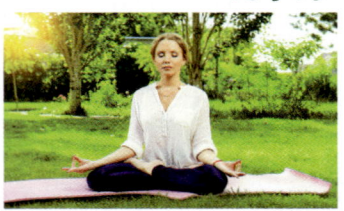

### Posição de Lótus

★ Ao sentar-se no chão, coloque o pé esquerdo sobre a coxa direita, e o pé direito sobre a coxa esquerda, essa é a posição de lótus. Também é válido sentar-se de pernas cruzadas.

★ Mantenha a coluna ereta e as mãos repousadas nos joelhos.

★ Inspire profundamente, sentindo todo o ar invadir os pulmões, expandindo-os.

★ Ao expirar todo o ar, imagine todos os problemas correndo para fora do corpo.

★ A posição de lótus colabora para melhores efeitos na respiração abdominal mais profunda, de forma que aumenta a circulação sanguínea, retornando de volta para os centros de força as energias corporais.

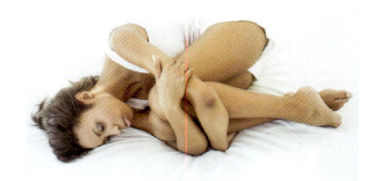

### Embalando o sono

★ Deite-se em uma superfície não muito macia, pode ser em um tapete, ou uma esteira;

★ Flexione as pernas e segure os joelhos com as mãos, puxando-os em direção ao abdome.

★ Balance para a esquerda e para a direita durante um minuto;

★ Estique a perna novamente colocando os braços esticados ao lado do corpo, inspire e expire profundamente pelo nariz; faça isso 10 vezes calmamente;

★ Para finalizar, levante um pouco o braço direito ao expirar, e mantenha-o erguido durante dois ciclos respiratórios e refaça isso três vezes;

★ Terminado esse processo, repita-o com o braço esquerdo.

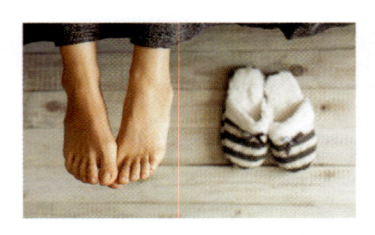

### Sorrindo para o sono

★ Deite-se de costas em um local não muito macio, como um tapete, por exemplo, e feche os olhos;

★ Inspire e contraia os dedos do pé em direção à sola. Conte até 10, relaxando os dedos e expirando;

★ Repita a mesma sequência "inspirar, contrair, manter, soltar, expirar", agora trabalhando dos pés às nádegas, ombros, peito e pescoço;

★ E finalmente dê um sorriso bem largo, segure, solte e relaxe;

★ Alongue-se e vá dormir.

## Capítulo 9 — Para uma boa noite de sono

### REMÉDIOS FITOTERÁPICOS E CHÁS QUE COLABORAM COM O SONO E COMBATEM O STRESS

*Dica:* para que tenha eficácia, tome-os antes de ir para a cama.

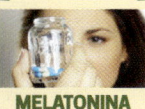

**MELATONINA**
A melatonina ajuda a regular o relógio interno; É um hormônio natural, produzido pela glândula pineal. Esse suplemento não deve ser utilizado por grávidas ou lactantes nem portadores de determinadas doenças; procure a orientação de seu médico antes de usá-lo.

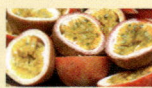

**MARACUJÁ**
É um sedativo fitoterápico que possui benefícios que combatem a tensão nervosa e a nevralgia.

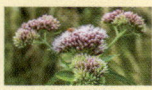

**VALERIANA**
É utilizada para ajudar pessoas com dificuldade para relaxar a mente, pois contém propriedades tranquilizantes que reduzem a ansiedade e o stress. Pode ser utilizada tanto como chá quanto como comprimido.

## 10 DICAS PARA UMA BOA NOITE DE SONO

**01** Cafeína é um estimulante que pode ser encontrado no café e no chocolate. Recomenda-se evitar consumi-los algumas horas antes do sono.

**02** Exercícios regulares devem garantir uma boa noite de sono; tente terminá-los duas horas antes de dormir, no mínimo.

**03** Tente se alimentar pelo menos três horas antes de dormir, para evitar que o processo da digestão afete seu sono.

**04** Álcool e tabaco podem perturbar o sono; evite consumir esses produtos por pelo menos três horas antes de dormir.

**05** Mantenha o quarto escuro e organizado. Um quarto desorganizado dificulta o conforto, consequentemente prejudicando o sono.

**06** Faça algo relaxante antes de ir para a cama, como relaxamento ou meditação.

**07** Um banho morno ajuda o corpo a relaxar antes de ir dormir; é válido colocar algumas gotas de lavanda na água para relaxar. Para aqueles que não têm banheira, uma bacia com água morna nos pés com algumas gotas de lavanda acalma o corpo.

**08** Evite o excesso de proteína. Mesmo que a carne de frango e a carne de peixe sejam de fácil digestão, contêm tirosina, um aminoácido que desperta.

**09** O mel, misturado ao leite, acalma o sono, possui lecitina, que tem o efeito relaxante. Recomenda-se tomar meia hora antes de dormir.

**10** Camomila, valeriana e erva-doce podem ser feitos como chás; tais produtos estimulam o sono.

## Chás relaxantes

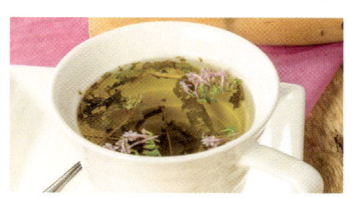

**Chá de valeriana e erva-cidreira**
- 10 g de raiz valeriana
- 10 g de folhas de erva-cidreira

Adicione duas colheres da mistura (chá) em um litro de água quente. Deixe em infusão por 10 minutos. Recomenda-se beber de duas a três vezes diariamente, sem adoçar.

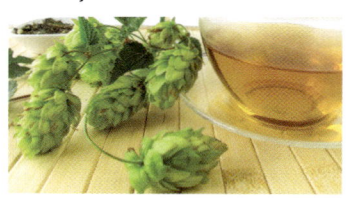

**Chá de lúpulo e erva-cidreira**
- 20 g de flor de lúpulo
- 20 g de folha de erva-cidreira
- 10 g de raiz de valeriana

Adicionar duas colheres da mistura (chá) em 250 ml de água quente, tampar o recipiente e deixar em infusão por cinco horas. Coar e, meia hora antes de deitar-se, aquecer o chá e adoçar com mel.

**PARA QUEM POSSUI SONO LEVE, RECOMENDA-SE IR PARA A CAMA SOMENTE QUANDO ESTIVER MUITO CANSADO. PASSANDO MENOS TEMPO NA CAMA, CONSEGUE-SE UM SONO MAIS RESTAURADOR E PROFUNDO.**

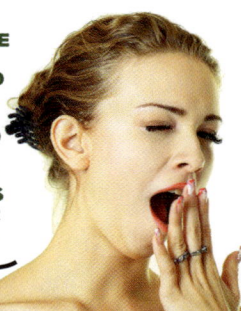

## Capítulo 10
# Libere o stress melhorando seu relacionamento sexual

Observamos que com o tempo o desempenho físico tende a diminuir. Junto com ele a libido e a potência sexual também tendem a desaparecer naturalmente. É importante destacar que cada ser humano está sujeito a determinadas variações, principalmente as hormonais, que possuem uma grande influência na sexualidade.

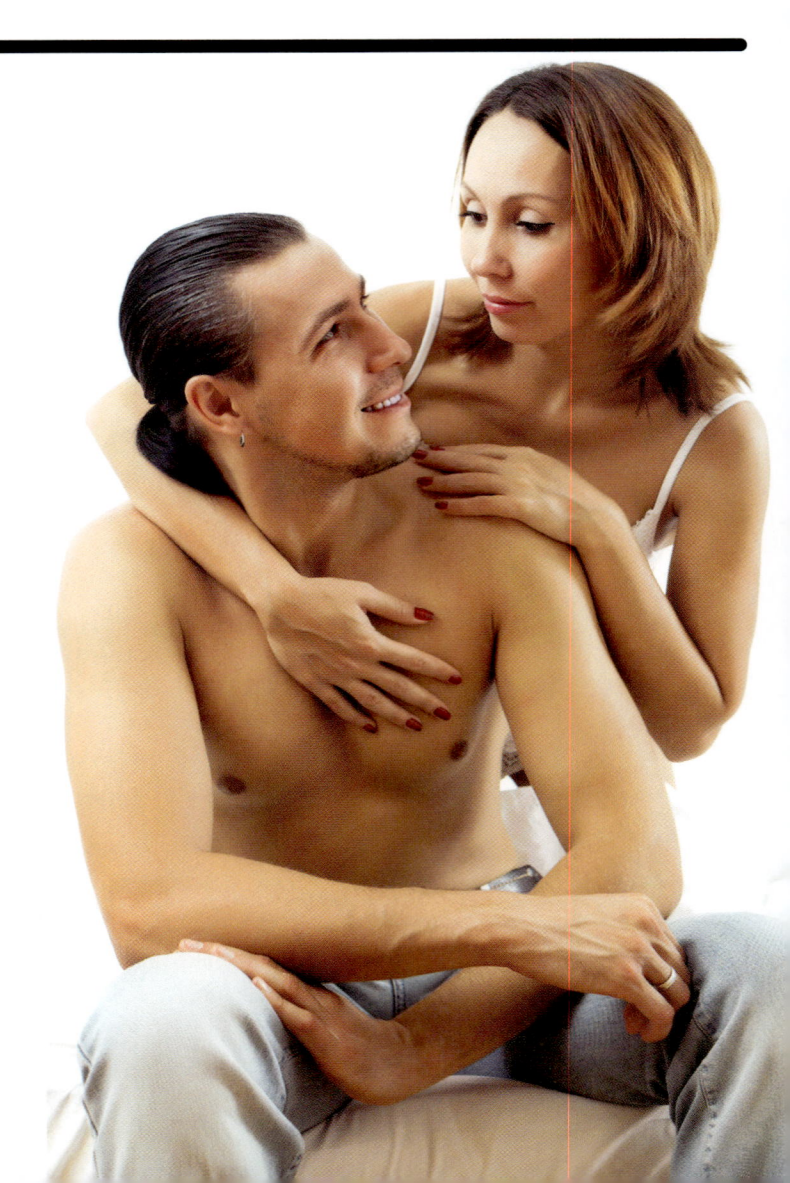

Quando sofremos uma grande pressão, o nosso corpo e nossa mente bloqueiam o desejo, o que pode ser causado tanto por problemas clínicos, como, por exemplo, o hipotireoidismo, ou por efeitos colaterais provocados por medicamentos, entre outras doenças que influenciam a vida amorosa. Além desses fatores clínicos, há também as causas psicológicas, como medo de falhar, o medo de perder os atrativos com a idade ou a pressão pelo desempenho que também são fatores, que levam à diminuição da libido.

*É muito importante não se deixar influenciar pela mídia, que produz ideias equivocadas sobre relacionamentos, levando a uma visão do homem eternamente potente e da paixão arrebatadora.*

A falta de comunicação também tem ligação com a diminuição do desejo sexual. Recomenda-se tentar conversar abertamente com o parceiro sobre os seus medos e desejos. Sabemos que o prazer requer tempo e paciência; quebrar a rotina diária para dedicar-se um ao outro é um caminho para aumentar o desejo sexual.

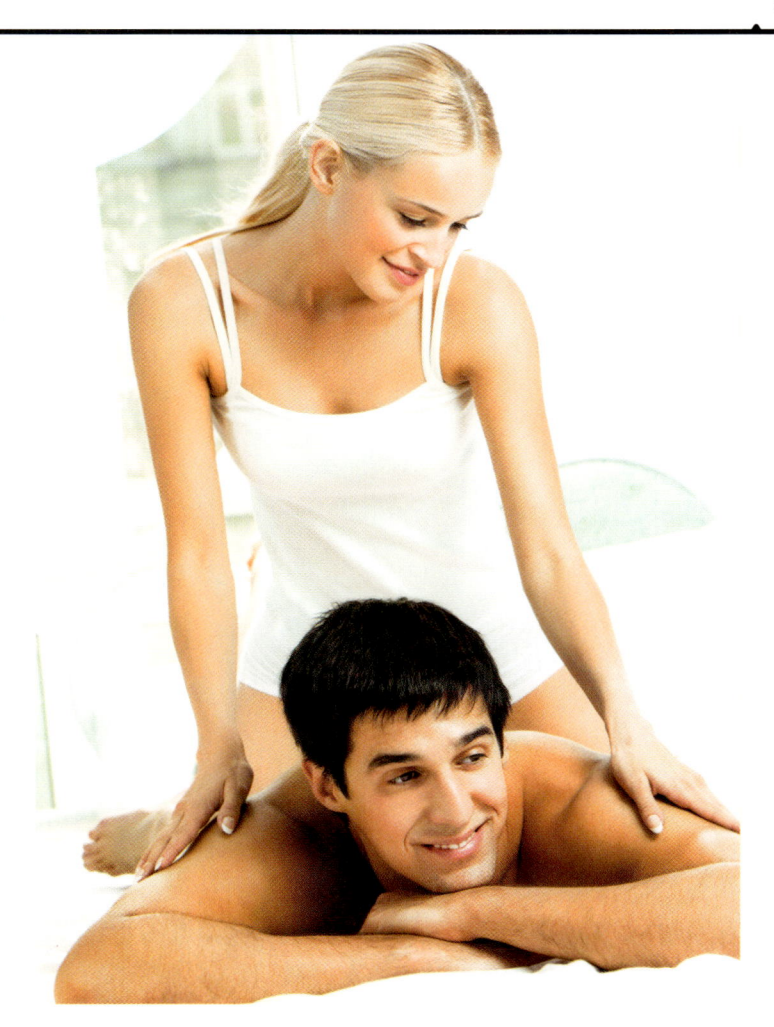

## RELAXAMENTO A DOIS

**P**ara aliviar as tensões e o stress do dia a dia não há nada melhor do que sentir a intimidade em todo o corpo no prazer de uma massagem compartilhada com seu parceiro. Não há necessidade de aprender nenhuma técnica especial de massagem, o que vale é deixar que a sensibilidade direcione suas mãos aos pontos que irão beneficiar o seu parceiro.

É importante um ter um tempo para o outro, desfrutando ao máximo a sensação de união com suaves sessões de carícias corporais.

REALIZAR ATIVIDADES COM A COMPANHIA DE SEU PARCEIRO MELHORA A ROTINA DO COTIDIANO, ALIVIANDO O STRESS, EXAUSTÃO E CONFLITOS PSICOLÓGICOS. ESSAS ATIVIDADES SERÃO DIVIDIDAS ENTRE RELAXAMENTOS, EXERCÍCIOS E ALIMENTAÇÃO.

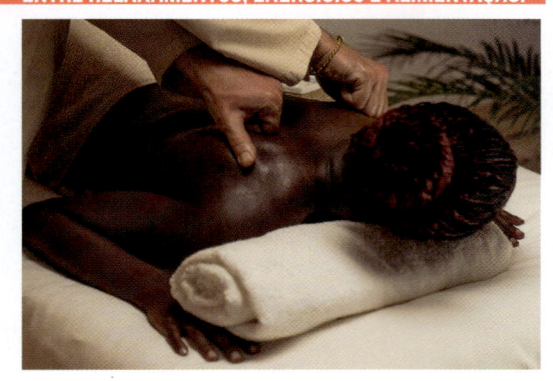

# Relaxamento

## Toque que revigora

**Recomenda-se iniciar com um banho quente para relaxar a musculatura**;

O ambiente deve ser condizente com o momento: música baixa, uma vela aromática e meia-luz proporcionam um relaxamento mais proveitoso;

**Tenha em mãos um óleo de massagem**; não aplique o óleo diretamente sobre a pele, você deverá aquecê-lo em suas mãos pouco antes da massagem;

Estenda uma toalha macia no chão, deite-se de barriga para baixo durante a massagem;

**Bem relaxado, respire profunda e regularmente. O seu parceiro deverá ajoelhar-se ao seu lado e massageá-lo com suaves deslizamentos com a palma da mão, começando pelos ombros até massagear o corpo todo.**

# Exercícios a DOIS

Recomenda-se realizar os exercícios abaixo em água morna, onde o corpo é sustentado e a pele é massageada a cada movimento. Essa é uma maneira de relaxar o corpo e a mente.

## Fortalecendo a resistência

- Deite-se de costas sobre a água enquanto o seu parceiro segura seus tornozelos com as mãos;
- Para melhor equilíbrio, faça pequenos movimentos com as mãos, dessa forma facilitará que o corpo se mantenha na superfície da água;
- Agora, abra as pernas e reaproxime-as. Seu parceiro deverá ajudar nesses movimentos e depois oferecer resistência;
- Realize o exercício durante dois minutos sem pressão – um minuto de pausa – dois minutos com resistência.

## Fortalecendo a sincronia

EXERCÍCIOS REALIZADOS COM BOLA NA ÁGUA ESTIMULAM A CIRCULAÇÃO SANGUÍNEA E FORTALECEM A MUSCULATURA, AUMENTANDO A PERCEPÇÃO DO PRÓPRIO CORPO.

- Os dois parceiros devem boiar com os pés na direção um do outro. Em seguida, devem dar braçadas para que o corpo flutue;
- Depois, levante uma bola com os pés e entregue-a ao parceiro;

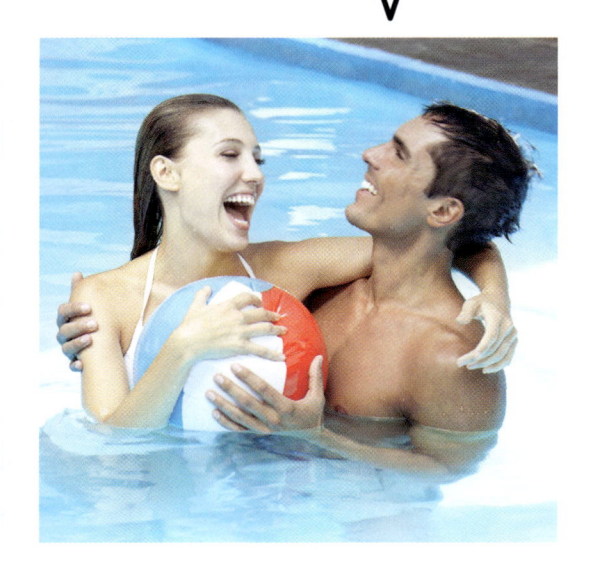

- Abram mais espaço entre si e tentem "jogar" a bola levemente com os pés;
- Exercício semelhante a esse pode ser realizado em casa, no chão, imitando os movimentos de boiar e nadar. A prática dessa atividade fortalece a musculatura do baixo-ventre.

## Eu me entrego, você me sustenta

- Deite-se de costas na superfície da água, bem relaxado;
- Feche os olhos e respire profunda e tranquilamente, deixando-se conduzir pelo seu parceiro;
- Seu parceiro deverá posicionar os braços debaixo de seu corpo movendo-o suavemente para todos os lados e puxando-o pela água com movimentos ritmados;
- Este exercício é ideal para desfrutar da segurança e da intimidade, sem oferecer resistência;
- Repita o exercício invertendo os papéis.

# ALIMENTAÇÃO
## Alimentos estimulantes

Sabemos que a relação entre o desejo sexual e os prazeres da mesa está presente em todas as culturas, de forma que o erotismo e a comida estão intimamente ligados. Determinados alimentos possuem efeitos afrodisíacos, que colaboram com o aumento do desejo sexual. Por exemplo, ostras, crustáceos e outras propriedades estimulantes, como aspargo, noz-moscada, pimenta-malagueta, figo e baunilha.

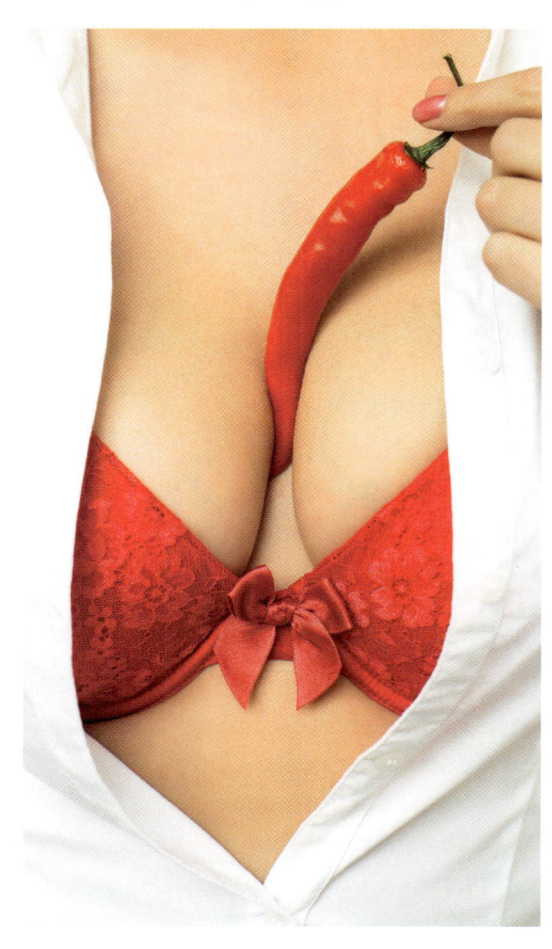

## Capítulo 11
# Mude seus hábitos!

As técnicas de relaxamento possuem como objetivo principal manter o equilíbrio constante, tanto mental quanto físico, pois um é elemento essencial para o outro. Na falta de um equilíbrio mental, haverá também o desequilíbrio físico.

Há diversas maneiras de adquirir um equilíbrio de forma eficiente, e uma delas é a mudança de hábitos diários. Comece o fim de semana de bem-estar pessoal. Dessa forma, a rotina diária o alcançará

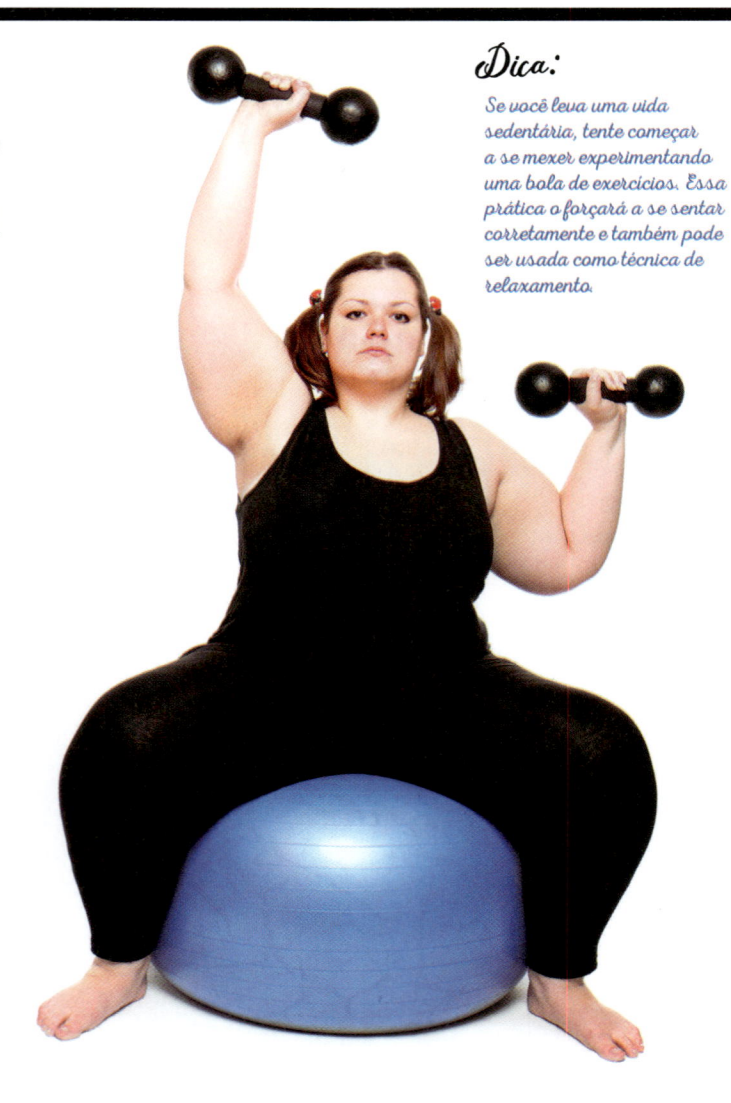

*Dica:*
Se você leva uma vida sedentária, tente começar a se mexer experimentando uma bola de exercícios. Essa prática o forçará a se sentar corretamente e também pode ser usada como técnica de relaxamento.

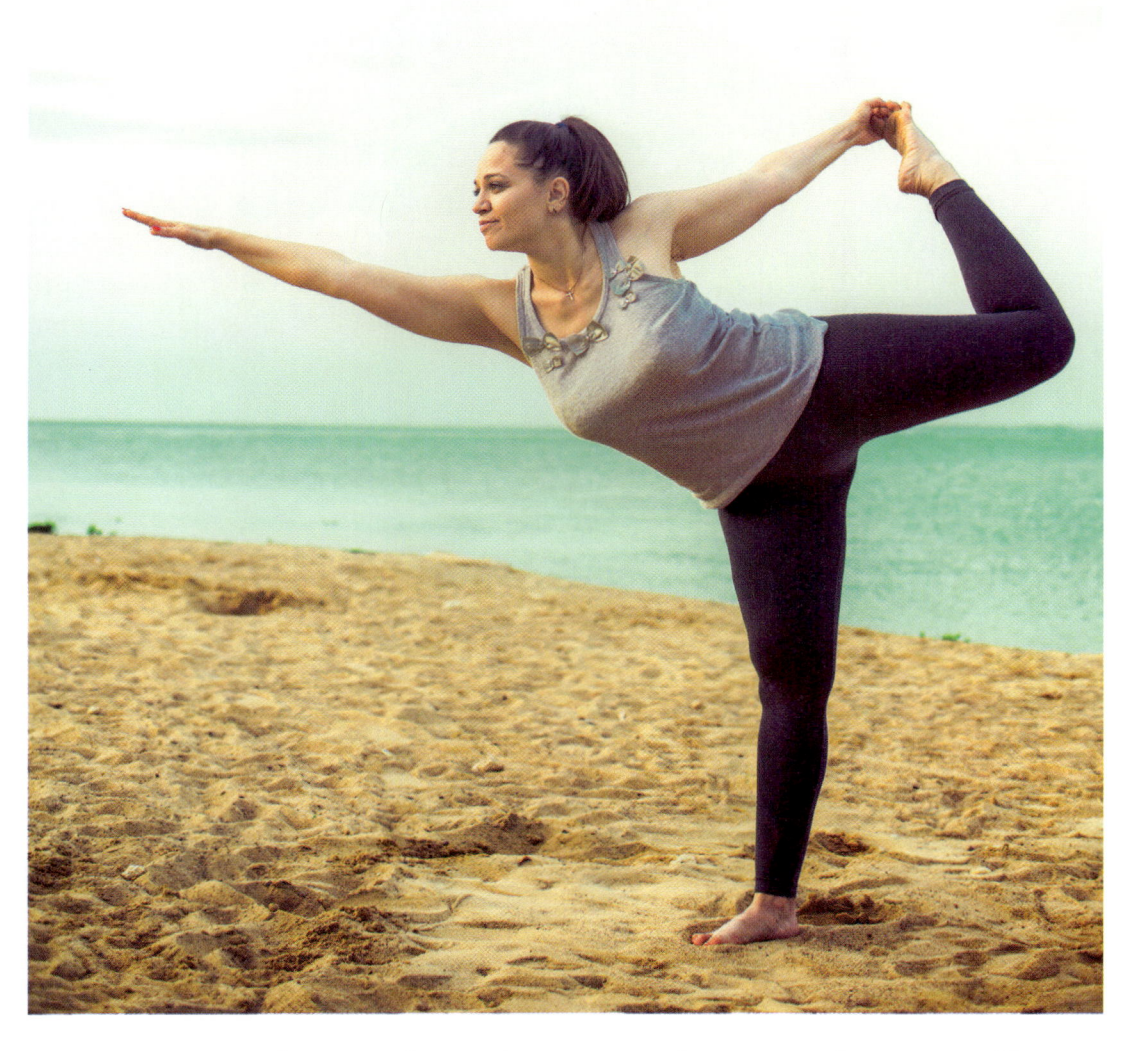

novamente na segunda-feira e, com pouco esforço, você conseguirá controlar o nível de adrenalina, baixando-o. Situações estressantes do dia a dia não o afetarão tão facilmente se você controlar o nível de adrenalina.

Você pode também canalizar o stress por meio de esportes com os quais se identifica. Ao manter a tensão e o relaxamento em uma proporção adequada, você sentirá mais tranquilidade aumentando a força dos nervos.

A alimentação é um dos fatores de extrema relevância à mudança de hábitos diários porque, quando o corpo está estressado, precisamos ingerir certos nutrientes em maior quantidade, como, por exemplo, a vitamina B, que tem como função melhorar o desempenho dos nervos, e a vitamina C, que auxilia o sistema imunológico fragilizado pelo stress.

## FIQUE MAIS TRANQUILO DIA APÓS DIA!

**N**o sentido real da palavra, stress significa a mobilização de forças corporais. Há diversas maneiras de vivenciar essas forças corporais através de modalidades esportivas que podem ser realizadas ao ar livre, como o *trekking*, a corrida, o ciclismo ou a natação. Essas modalidades têm como função desviar a atenção dos fatores que geram o stress, de forma que garantem o equilíbrio físico. A prática de atividades ao ar livre proporciona o abastecimento de novas energias.

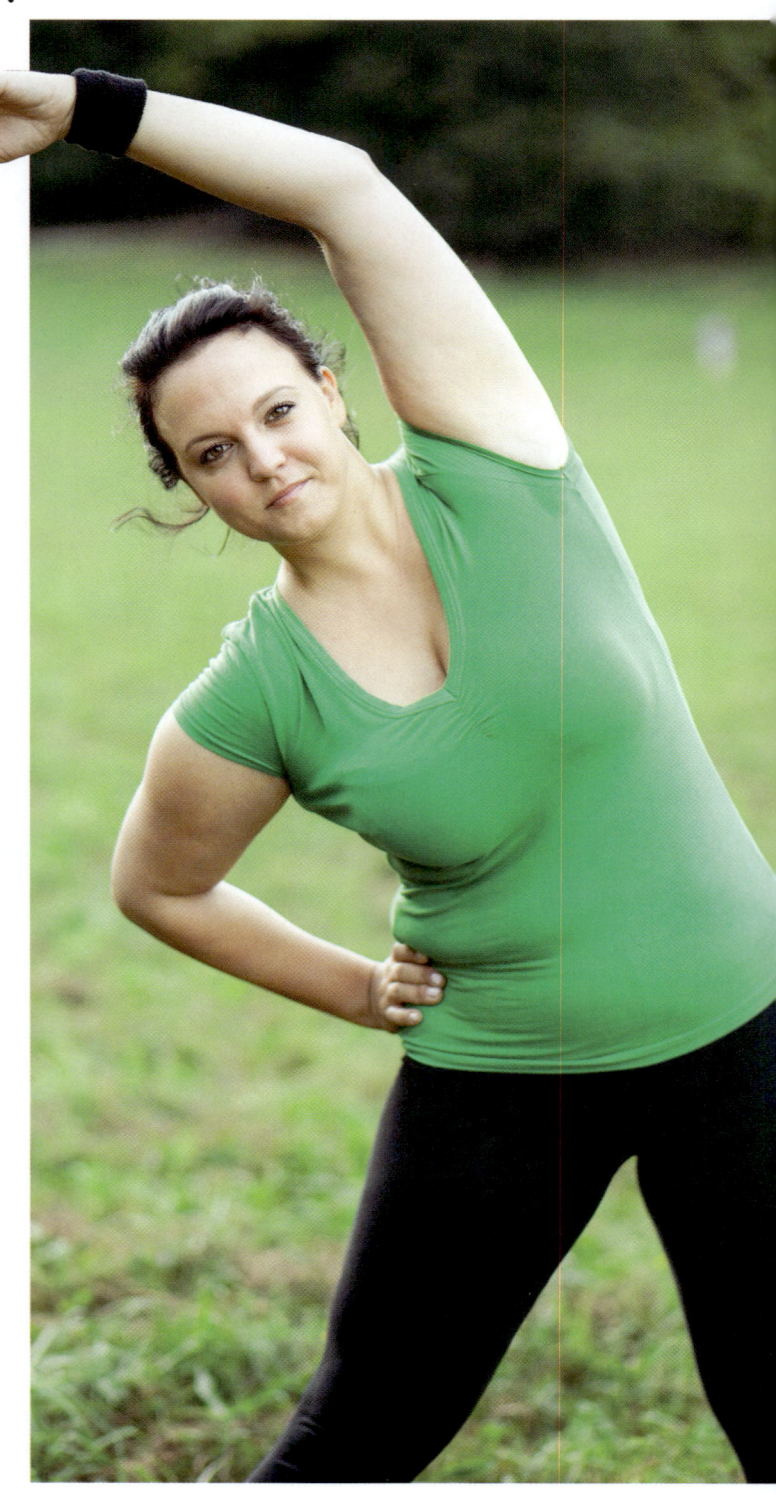

## Capítulo 11 — Mude seus hábitos!

### COMECE BEM O FIM DE SEMANA!

Tem maneira melhor do que começar seu programa antistress no fim de semana? Para transformar seu sábado e domingo em dias especiais comece priorizando suas necessidades, cuidando de sua harmonia interna, equilibrando as exigências externas com seus próprios desejos.

Serão sugeridas algumas técnicas de como diminuir o nível de adrenalina suavemente, para ter tranquilidade. A ideia é promover a mudança de hábitos, buscando caminhos para um programa pessoal de bem-estar aos finais de semana e, consequentemente, influenciando os outros dias.

*É válido lembrar que no sábado e domingo você deve fazer apenas o que lhe agradar, ou o que pretendia fazer há muito tempo, como conversar com os amigos, passear pela cidade, entre outros prazeres.*

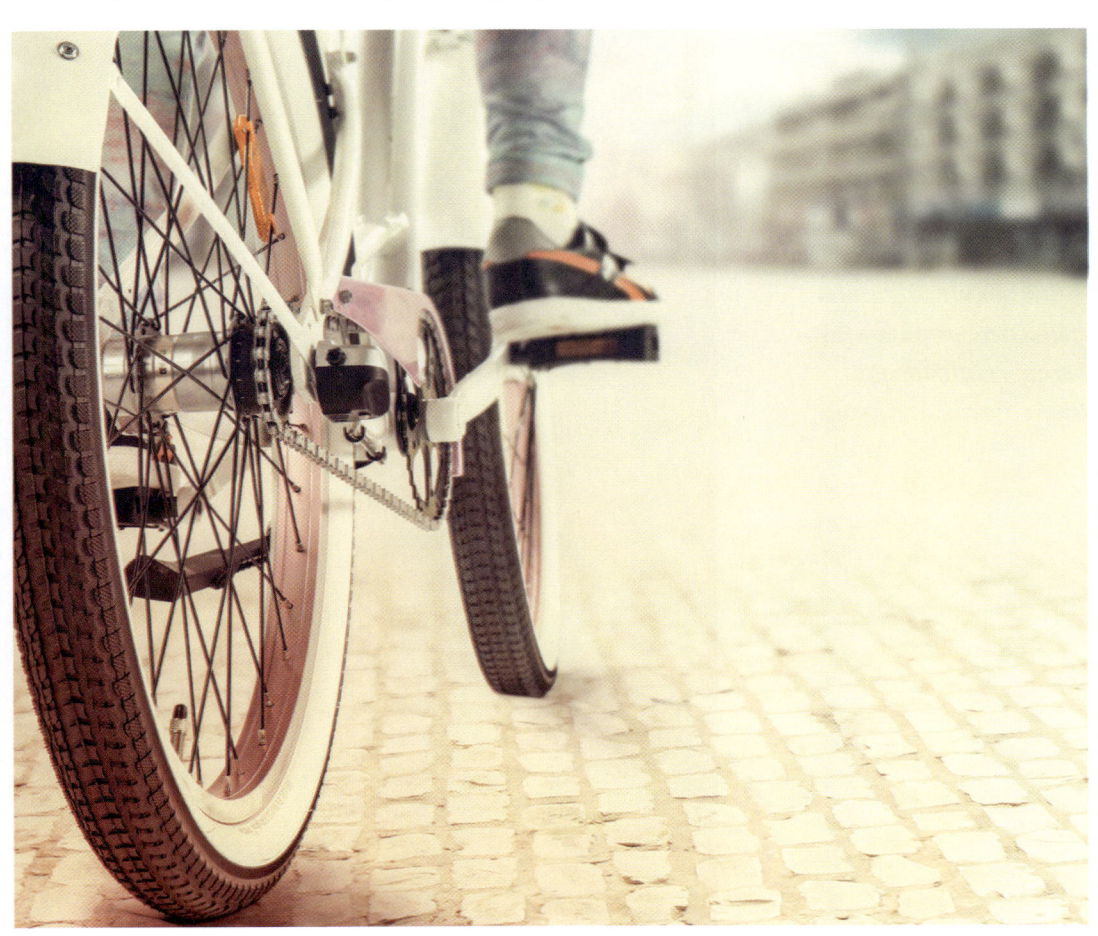

**DEPOIS DE UM FINAL DE SEMANA TRANQUILO...**

Comece a nova semana de trabalho disposto e relaxado, com pausas no dia a dia para não se sobrecarregar e exaurir-se completamente antes de chegar o próximo fim de semana. Existem algumas técnicas de relaxamento que você pode acrescentar à rotina quando sentir necessidade.

*A seguir, algumas dicas de exercícios para serem realizados no dia a dia.*

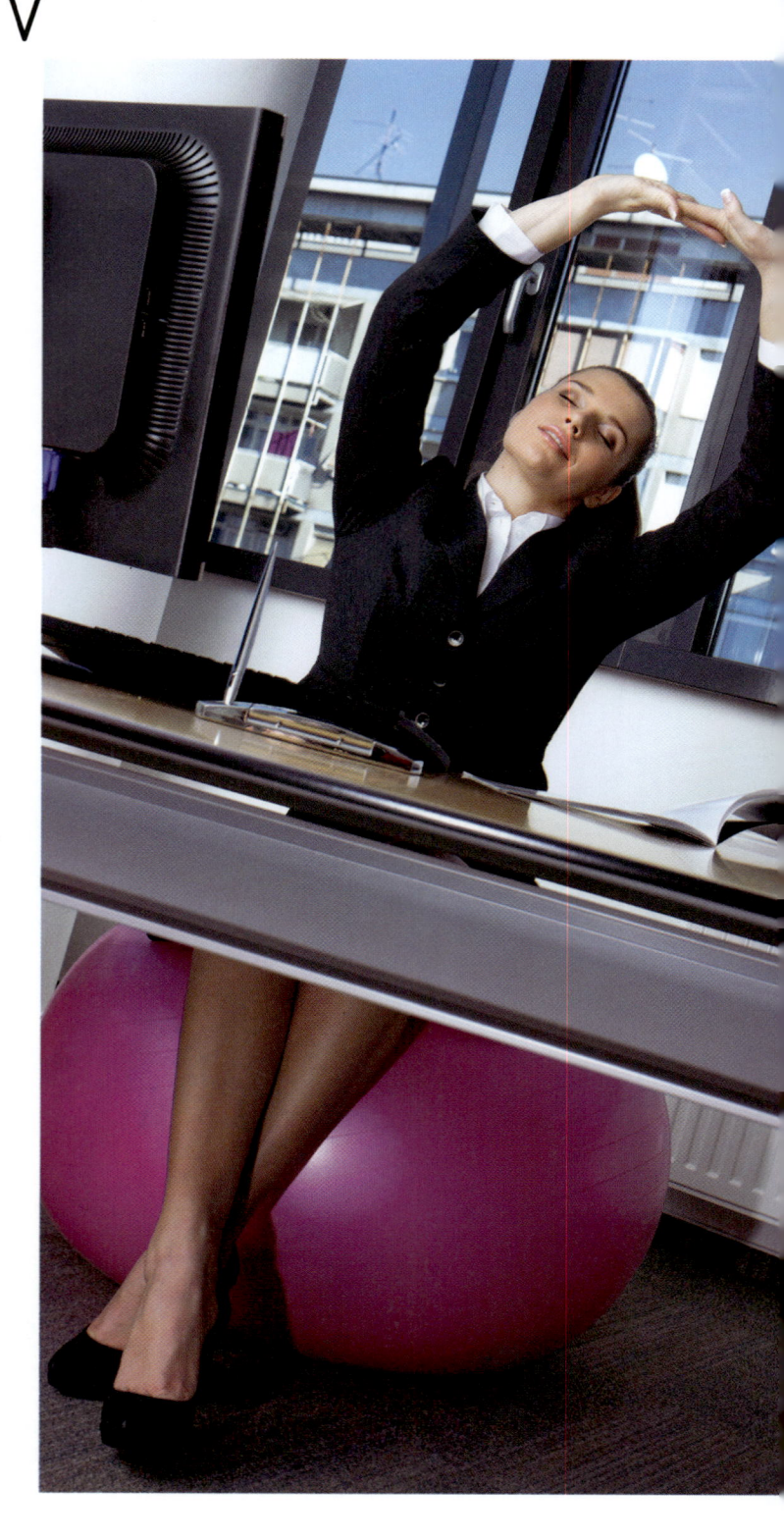

## Capítulo 11 — Mude seus hábitos!

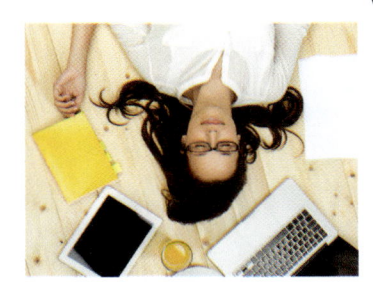

### VIAGEM IMAGINÁRIA

Procure um local tranquilo. Você pode deitar ou sentar-se, conforme sentir-se mais confortável. Essa viagem imaginária intensificará o rápido intervalo de descanso.

Feche os olhos e imagine-se deitado em uma praia, com o sol aquecendo o seu corpo. Deixe a areia escorrer por entre seus dedos... Ou viaje para as montanhas, sente-se num belo campo florido, com as nuvens vagando lentamente acima de você.

**DICA:** SUAS PREFERÊNCIAS DETERMINARÃO PARA ONDE "VIAJARÁ", MAS É IMPORTANTE ESCOLHER LOCAIS DISTANTES DO AMBIENTE ONDE SE ENCONTRA.

### BOLAS DE QI GONG

Conhecida como ioga para as mãos, as bolas de *qi gong* aliviam as tensões e acalmam o sistema nervoso.

Nervos acalmados possibilitam a geração de novas energias por meio de uma viagem imaginária; dez minutos é o suficiente, e dessa forma é possível relaxar o cérebro que estava sobrecarregado.

As bolas de *qi gong* poderão ser encontradas em lojas esotéricas ou em algumas lojas de brinquedos.

Segure as duas bolas com uma só mão e gire-as na palma.

O som suave relaxa, e a massagem palmar estimula os conhecidos meridianos ao toque dos pontos energéticos das mãos.

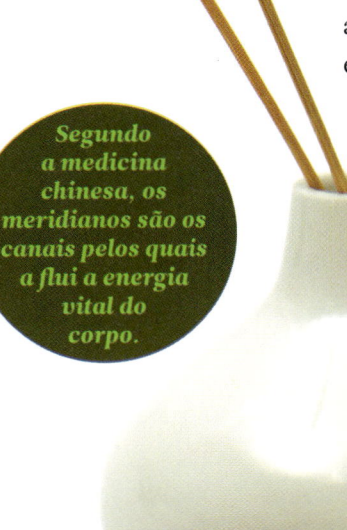

*Segundo a medicina chinesa, os meridianos são os canais pelos quais a flui a energia vital do corpo.*

# Técnicas de relaxamento

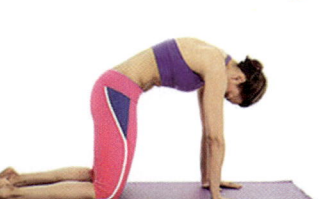

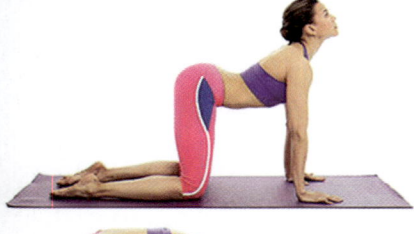

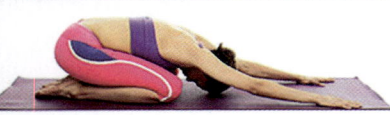

## Posição do gato
**REPETIR CINCO VEZES.**

- Fique na posição de quatro apoios, deixando os joelhos afastados correspondendo à largura do quadril. Sente-se com cuidado sobre os calcanhares.
- Depois, estenda lentamente os braços para a frente, até sentir o tronco se alongar, mantendo a coluna reta.
- Sustente por 20 segundos o alongamento e, logo em seguida, retorne aos poucos à posição de quatro apoios, arqueando as costas para cima e depois para baixo, como um gato.

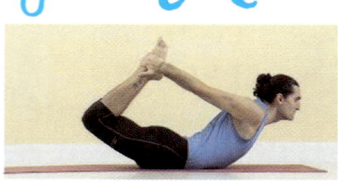

## Armando o arco
**REPETIR UMA VEZ.**

- Deite-se de barriga para baixo, deixando os braços esticados ao lado do corpo.
- Depois, flexione os joelhos e segure os tornozelos com as mãos. Para facilitar, se achar necessário, use um cinto em volta dos tornozelos.
- Apoie o queixo no chão. Inspire e expire lentamente.
- Ao inspirar, eleve o tronco e tire as pernas do chão, ao mesmo tempo.
- Para os iniciantes, recomenda-se permanecer nessa posição pelo menos por cinco ciclos respiratórios; aos avançados, recomenda-se permanecer por 1 minuto ou mais.
- Após o alongamento, relaxe lentamente.

***Atenção!*** SE SOFRER DE PROBLEMAS COMO HÉRNIA DE DISCO OU OUTROS PROBLEMAS NA COLUNA, NÃO PRATIQUE ESSE EXERCÍCIO.

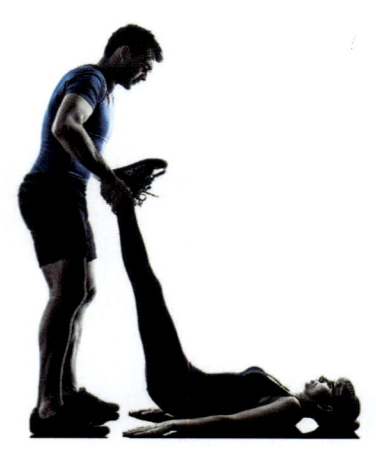

## Alivie as tensões
**REPETIR QUATRO VEZES.**

- Deite-se relaxadamente com a barriga para cima, deixando os braços ao longo do corpo. Inspire e expire com calma.
- Ao inspirar, flexione as pernas, encostando a panturrilha na coxa, e puxe os joelhos na direção do peito. Os ombros e a coluna devem estar encostados no colchonete, ou em um tapete.
- Expire e eleve as pernas para o alto, formando um ângulo reto com o tronco.
- Estique os dedos dos pés e permaneça nessa posição por 20 a 30 segundos.
- Por fim, flexione novamente os joelhos e retorne à posição inicial.
- Inspire e expire profundamente.

**Capítulo 11**    *Mude seus hábitos!*

## Relaxando após um dia de trabalho

**DURANTE QUINZE MINUTOS.**

- Crie na sua casa uma ilha de tranquilidade, pode ser uma poltrona preferida, uma cadeira de balanço ou uma rede. É importante que você se sinta confortável;
- Transforme em um hábito relaxar durante 15 minutos em seu recanto confortável, após um longo dia de trabalho;
- Beba uma xícara de chá ou de café com leite, permitindo que seus pensamentos fluam tranquilos.

## Sacudindo o stress!

**DEMORA CINCO MINUTOS.**

- Fique de pé com os joelhos levemente flexionados, deixando os ombros, os braços e a cabeça bem soltos.
- Sacuda todo o corpo, começando pelos pés; em seguida sacuda as pernas, as mãos e os braços.
- Depois sacuda os ombros e balance a cabeça de um lado para o outro.
- O efeito dessa prática, segundo o pensamento chinês, faz o stress fluir para o chão por meio dos pés.

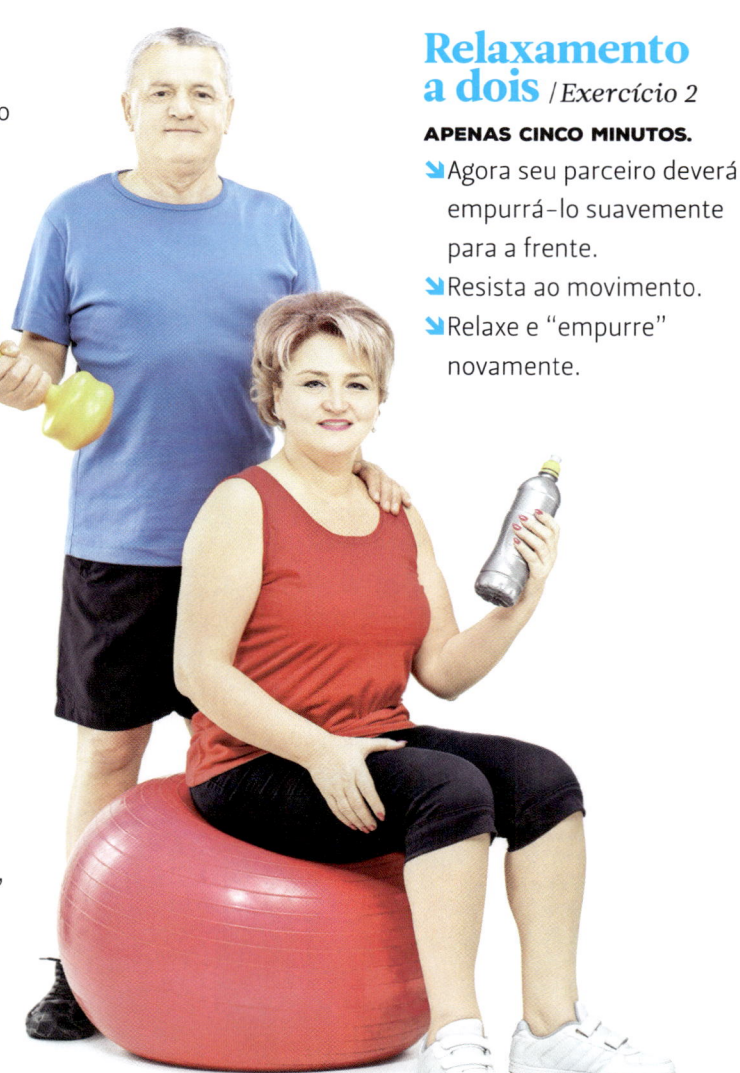

## Relaxamento a dois / *Exercício 2*

**APENAS CINCO MINUTOS.**

- Agora seu parceiro deverá empurrá-lo suavemente para a frente.
- Resista ao movimento.
- Relaxe e "empurre" novamente.

## Relaxamento a dois / *Exercício 1*

**SÓ CINCO MINUTOS.**

- Fique de pé e feche os olhos.
- Seu parceiro deverá movê-lo cuidadosamente para frente e para trás, para a direita e para a esquerda.
- Não resista ao movimento, seu parceiro deverá segurá-lo firmemente, transmitindo uma sensação de segurança.

## REEDUCANDO A ALIMENTAÇÃO

Segundo a especialista em nutrição e dietética pela Universidade de Cadiz, Espanha, Lucilia Diniz, *"Sempre me perguntam qual é o segredo do sucesso da minha mudança. E eu respondo que o importante é: viver light, pensar light e comer light. Para levar uma vida saudável, precisei mudar minha maneira de pensar. Também passei a fazer exercícios e comecei uma reeducação alimentar."*[5]

A reeducação alimentar é um fator importante na mudança de hábitos, pois, por meio da alimentação, podemos equilibrar não-somente a balança, mas a saúde mental também.

A grande variedade de alimentos dá a impressão de que é facilitada a adesão de uma alimentação saudável no nosso cardápio cotidiano. Porém, para muitos, não é uma tarefa simples de realizar.

Casualmente, alguns excessos na alimentação podem ser compensados, mas recomenda-se reservar pelo menos um dia para a desintoxicação.

[5] http://luciliadiniz.com/reeducacao-alimentar/, acessado em 23/04/2015.

## REEDUCANDO A ALIMENTAÇÃO ATRAVÉS DA DESINTOXICAÇÃO

Por trás de uma aparência radiante, existem vários processos metabólicos que fornecem energias que mantêm a estruturação celular do corpo. Esses processos são essenciais para garantir a formação e a regeneração de substâncias orgânicas e o bem-estar do corpo. A principal fonte para esse processo se baseia na alimentação.

Para que esses processos metabólicos se desenvolvam com eficácia, as células do corpo humano, os hormônios, as enzimas e outras substâncias bioquímicas funcionam como se fossem uma engrenagem. Esses processos metabólicos garantem a formação e a dissolução de nutrientes dentro da célula, a partir da ingestão de alimentos e da eliminação de materiais absorvidos e de materiais não absorvidos.

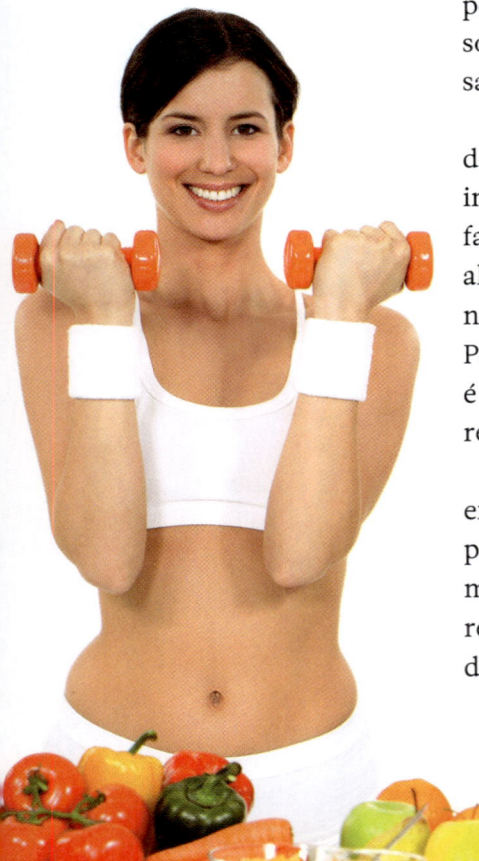

## Capítulo 11 — Mude seus hábitos!

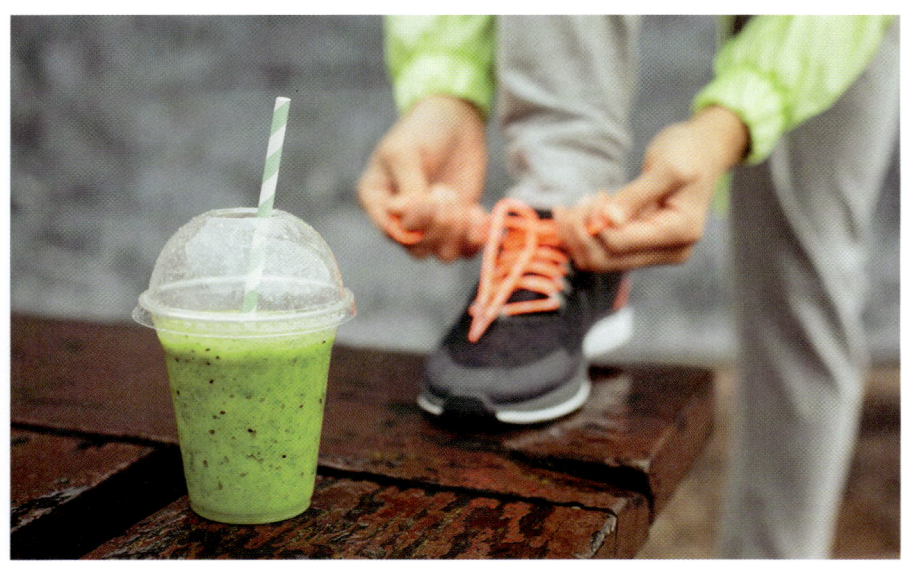

### BENEFÍCIOS DA LIMPEZA INTERNA

A circulação sanguínea é ativada, fazendo com que a pele se torne mais clara e mais viçosa;
Apresenta aumento da pressão celular, de forma que se evita a formação de rugas;
Você se sente disposto e mais atraente;
A prática de desintoxicação regularmente apresenta aumento da expectativa de vida.

Caso uma ou mais dessas substâncias apresentem defeitos como os de origem genética, determinados processos metabólicos podem ocorrer de forma incompleta. O exemplo mais conhecido é a diabetes. Na diabetes, se a produção de insulina não ocorrer em quantidades suficientes, é necessário injetá-la artificialmente no corpo. A maioria dos defeitos metabólicos se origina na ingestão em excesso de nicotina, álcool, açúcares, gorduras animais, conservantes, entre outras substâncias prejudiciais. Essas toxinas se depositam nas células e ao redor delas, no tecido conjuntivo e nas articulações, quando não há eficácia na capacidade de eliminação, de forma que as calorias vazias que não são utilizadas pelo organismo faz aumentar o depósito de gorduras, sobrecarregando-o.

As primeiras reações podem ser identificadas por meio de problemas de pele, desânimo, infecções, dores de cabeça e nas articulações. Logo em seguida, podem surgir disfunções metabólicas, como a gota, a conhecida artrite, a diabetes e a formação de cálculos renais e biliares.

Diante dessa situação, os alimentos antes ingeridos com frequência devem ser eliminados de maneira rigorosa do seu cardápio cotidiano. Apenas dessa maneira será possível oferecer ao organismo a oportunidade de eliminar as toxinas aos poucos.

A importância da limpeza interna, que é a desintoxicação, possibilita ao corpo livrar-se da sobrecarga adquirida pelos maus hábitos alimentares, de forma que os níveis de colesterol diminuem, os depósitos de cálcio se dissolvem e a flora intestinal se regenera, fazendo com que o sistema imunológico combata as infecções em vez de se ocupar com substâncias tóxicas.

## ESTIMULANDO A DESINTOXICAÇÃO

A desintoxicação pode ser realizada por outras medidas além da prática de atividades físicas e de uma alimentação adequada, como:

- Toalhas quentes e úmidas, salpicadas com óleos (limão e alecrim), aplicadas sob o abdômen, ativam a circulação sanguínea e o metabolismo;
- Beber dois copos de água morna pela manhã em jejum limpa o intestino e regulariza o metabolismo;
- Massagem, com escova, ao longo dos vasos linfáticos, no sentido do coração, ativa o fluxo linfático e aumenta a secreção de resíduos;
- Sessões de sauna proporcionam alívio para o fígado e para os rins, pois a pele passa a funcionar como órgão de secreção.

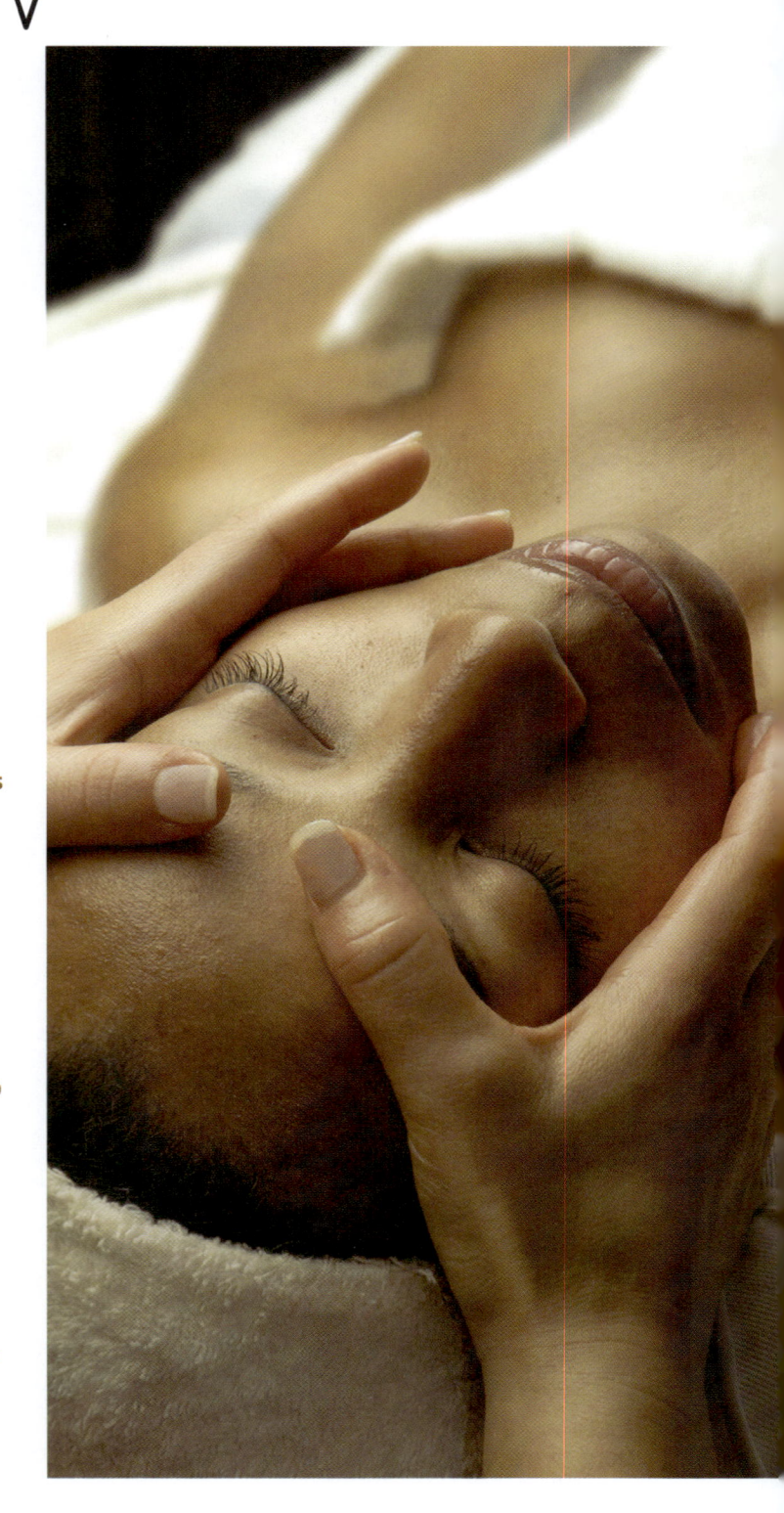

Capítulo 11 — **Mude seus hábitos!**

# Como jejuar sem riscos

- Alivie o sistema digestivo com 1 kg de frutas frescas, que deverá ser dividido em três ou quatro refeições;
- Exercícios físicos regulares ao ar livre devem ser alternados com longas pausas de descanso e reflexão;
- Faça uma lavagem intestinal com sulfato de sódio, pois elimina a sensação de fome. Para isso, coloque duas colheres de sopa cheias de sulfato de sódio em cerca de ¾ de litro de água morna e beba aos poucos;
- Aquecer o fígado colabora com a desintoxicação; aplique, de uma a três vezes por dia, uma toalha quente e úmida durante meia hora sobre a região do fígado;
- Beba dois litros ou mais de líquidos em pequenos goles ao longo do dia. Importante destacar que a urina deverá ficar incolor;
- Coma frutas frescas ou sopas de hortaliças durante dois dias, pois os nutrientes regeneradores aliviam a transição para novos hábitos alimentares.

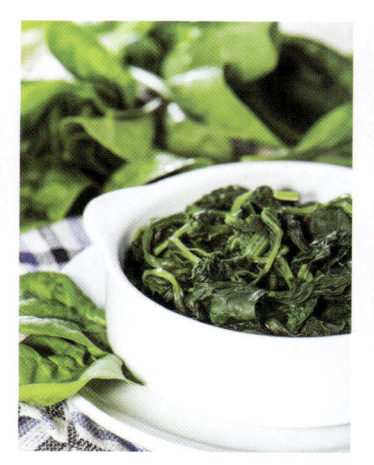

*Para reduzir pela metade o risco de adquirir câncer pulmonar, mesmo que já tenha sido fumante em alguma etapa da vida, é bom consumir diariamente 1 xícara de espinafre ou bertalha cozida.*

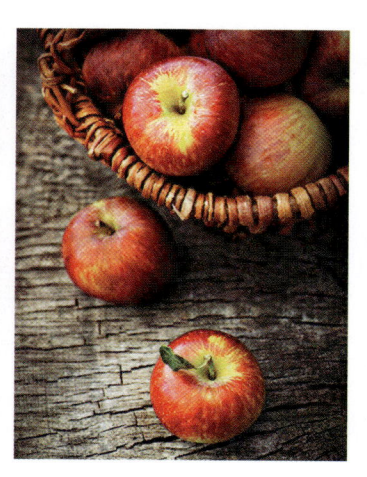

**CONSUMA MAÇÃ. ESSA FRUTA É BENÉFICA PARA O CORAÇÃO, POIS CONTÉM PECTINA, UMA FIBRA SOLÚVEL QUE AJUDA NA REDUÇÃO DO COLESTEROL.**

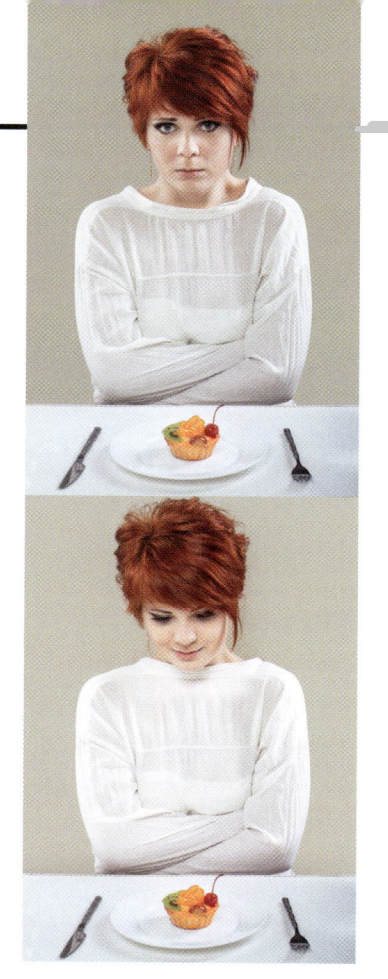

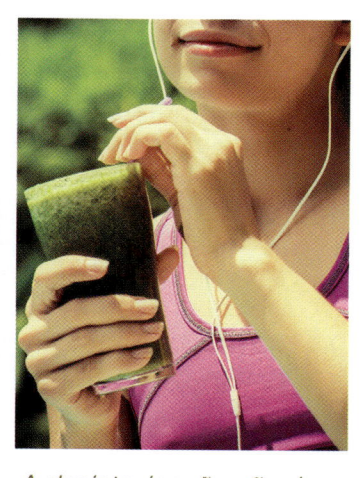

*A desintoxicação não deve ser realizada por mais de três dias seguidos, pois o corpo perderá líquidos em excesso e não será abastecido suficientemente com nutrientes.*

# Alimentos benéficos que *desintoxicam:*

**ALCACHOFRA**
*Promove a dissolução de gorduras, estimula os rins, desintoxica o fígado e tem efeito diurético.*

**MELÃO**
*Tem efeito diurético em decorrência do grande teor de potássio.*

**ASPARGO**
*Aumenta o metabolismo basal do organismo e tem efeito diurético.*

**UVA**
*Elimina toxinas do corpo.*

**SALSA E ALHO-PORÓ**
*Estimulam o metabolismo e as funções secretoras.*

**BORRAGEM**
*Purifica o sangue a ativa o metabolismo.*

**KIWI**
*Purifica o corpo e promove o bem-estar, acompanhado de uvas e suco de laranja feito na hora.*

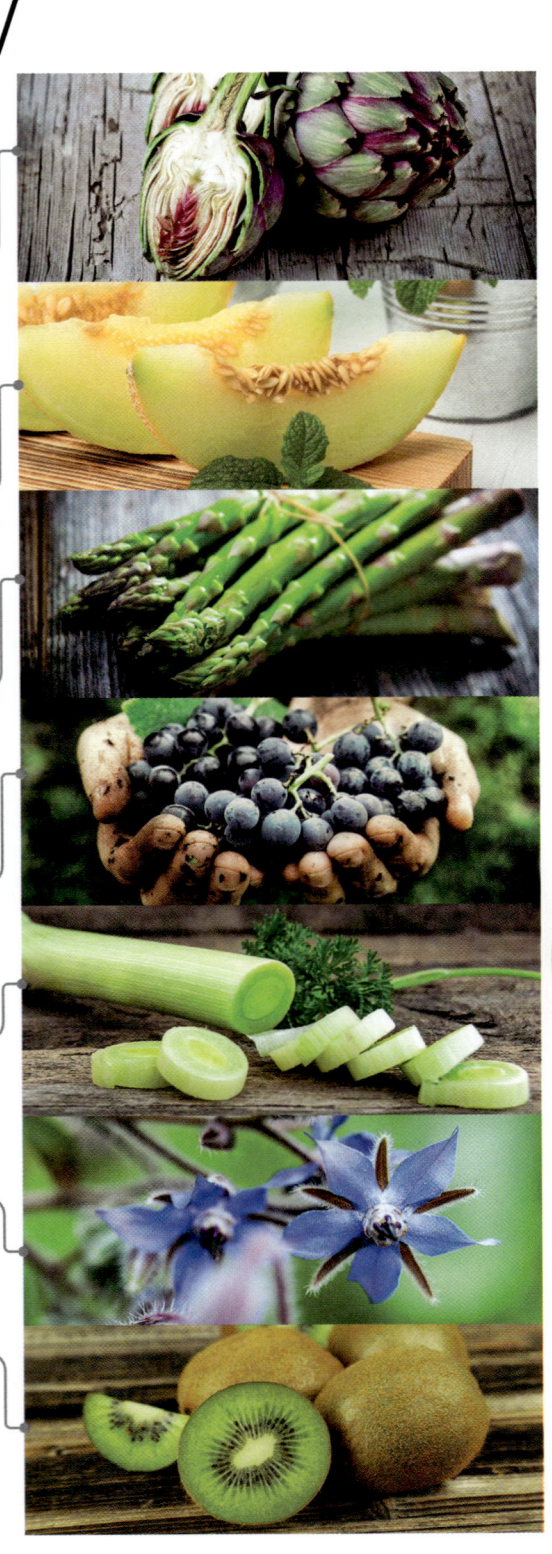

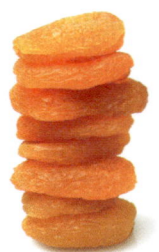

PARA PESSOAS MUITO ATIVAS, QUE PRECISAM REPOR A ENERGIA, **RECOMENDA-SE INGERIR ALIMENTOS RICOS EM POTÁSSIO**, COMO LARANJA, BANANA E DAMASCO.

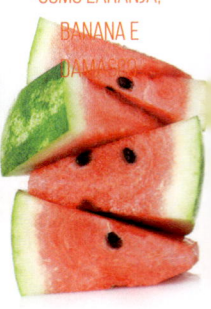

Para aqueles que não têm o costume de ingerir a quantidade de água recomendada, aconselha-se a ingestão de frutas frescas, como, por exemplo, a *melancia*. Essa fruta é composta de

## 98%
de água.

Capítulo 11 *Mude seus hábitos!*

## PARA SABER MAIS!

**ANTIOXIDANTES**

Têm a função de dissipar os radicais livres e protegem as células de danos. Vários alimentos vegetais contêm *fitoquímicos*, que agem como antioxidantes.

**COLESTEROL "MAU"**

Esse colesterol adere nas paredes das artérias, o que acaba reduzindo o fluxo sanguíneo. Isso ocorre devido ao consumo de muitos alimentos que contêm gordura saturada, fazendo com que aumente o nível de colesterol "mau" no sangue.

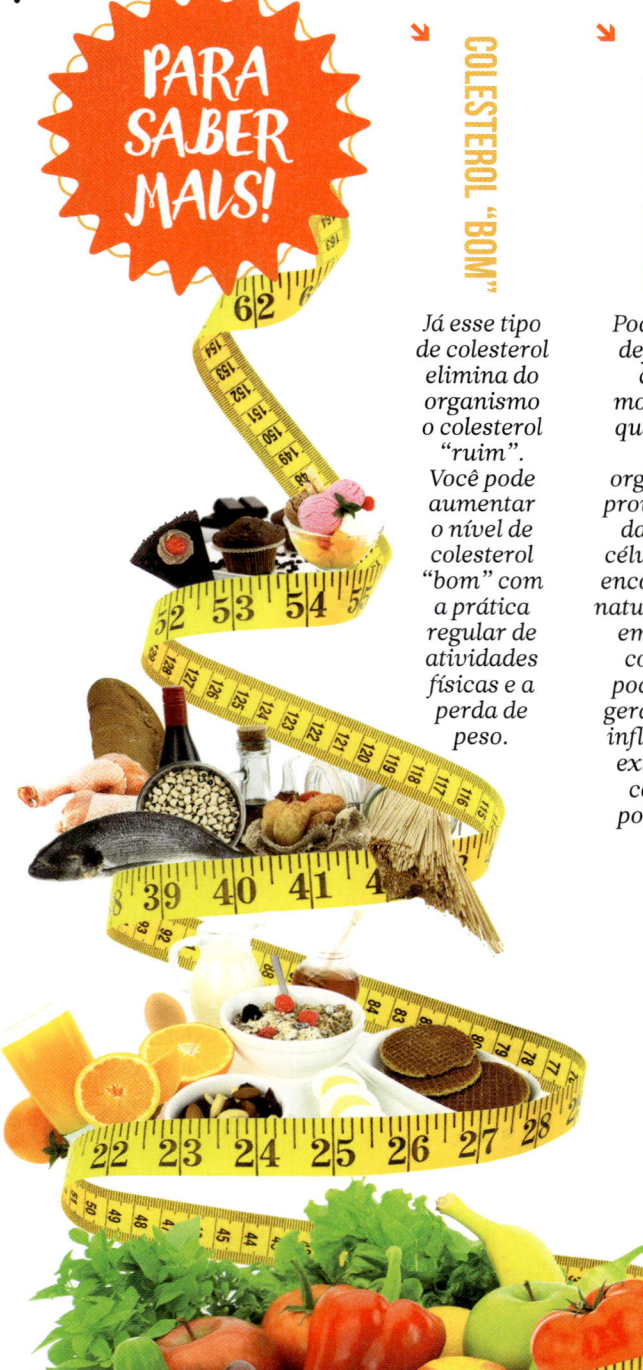

**COLESTEROL "BOM"**

Já esse tipo de colesterol elimina do organismo o colesterol "ruim". Você pode aumentar o nível de colesterol "bom" com a prática regular de atividades físicas e a perda de peso.

**RADICAIS LIVRES**

Podem ser definidos como moléculas que fluem pelo organismo provocando danos às células. São encontrados naturalmente em nosso corpo, e podem ser gerados por influências externas, como a poluição.

**NOS REFOGADOS, UTILIZE** *azeite de oliva claro*. **ESSE ÓLEO, QUANDO AQUECIDO,** *produz menos radicais livres* **E** *contém antioxidantes*.

# Eliminando o Colesterol

**ACRESCENTAR ESSES ALIMENTOS NO CARDÁPIO DO DIA A DIA COLABORARÁ PARA A REDUÇÃO DO COLESTEROL DE MANEIRA EFICAZ. ABAIXO, ALGUMAS DICAS:**

**Repolho**
Contém antioxidantes potentes. Consuma cruas as variedades roxas e verdes. Faça uma salada de repolho, com fatias bem finas. Fica delicioso também consumir repolhos escaldados ou crus, com alho, com uma pitada de açúcar mascavo e suco de laranja. Experimente.

**Cenoura**
O betacaroteno, que dá cor ao legume, é um excelente antioxidante.

**Cebolas**
Consuma das variedades roxa e branca. Utilize as cebolas cruas em saladas, pois aumentam os sulfetos diatil, que são substâncias que reduzem o risco de câncer de cólon e de estômago. A ingestão de cebolas diariamente promove a diminuição da pressão arterial.

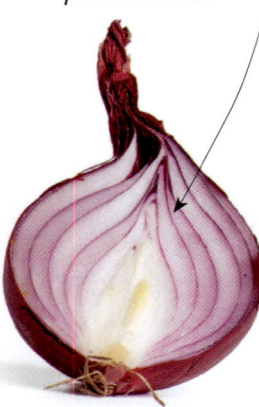

**Tomate**
É a melhor fonte de licopeno, pois controla o acúmulo de colesterol nas artérias. Para facilitar a absorção, cozinhe os tomates. Uma dica é refogá-los com cogumelos e servir sobre torradas.

**Damasco**
Também é uma excelente fonte de exterminadores do colesterol; consuma regularmente.

## Capítulo 11 — Mude seus hábitos!

**Conselhos importantes sobre cuidados na alimentação!**

**1.** O açúcar não deve ser considerado como indispensável no cardápio do dia a dia, pois os carboidratos necessários à saúde humana devem ser provenientes de fontes mais saudáveis, como dos cereais, raízes e tubérculos.

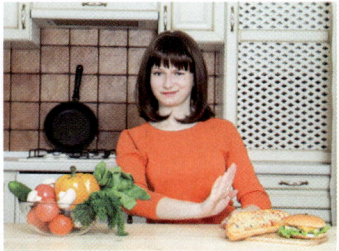

**2.** Doces, óleos e gorduras oferecem aos nossos organismos os chamados ácidos graxos essenciais, além de serem ótimas fontes de energia. Mas, cuidado, são necessários apenas em quantidades mínimas. Raciocínio semelhante pode ser considerado para o consumo de margarina e requeijão, visto que fontes de gorduras essenciais ao organismo podem ser encontradas em alimentos não industrializados ou minimamente processados, como oleaginosas e óleos vegetais, os quais apresentam perfil de ácidos graxos insaturados, mais adequados à saúde. Evite consumir manteigas e margarinas para passar em pães e bolachas. Peixes gordurosos, como o salmão e azeites são as melhores fontes de ácidos graxos essenciais.

**3.** Prefira consumir sucos frescos de frutas e legumes em até 3 ou 4 horas após seu preparo. Importante saber que quanto mais exposto ao oxigênio, mais rapidamente oxida e começa a perder os nutrientes importantes. Para melhores efeitos, experimente juntar ao suco um pouco da polpa coada, pois é rica em fibras. Uma informação útil: ao comprar frutas, sinta-lhes o peso nas mãos, quanto mais pesadas mais suculentas elas são.

**4.** Para aliviar dores de cabeça e enxaquecas recorrentes, evite consumir queijo maturado, picles, carnes curadas, chocolates, vinho tinto, cerveja, nozes, laranjas e as bebidas cafeinadas. Ao evitar o consumo desses alimentos, a diferença é imediata. Esses produtos contêm uma substância conhecida como aminas, um desencadeador da enxaqueca.

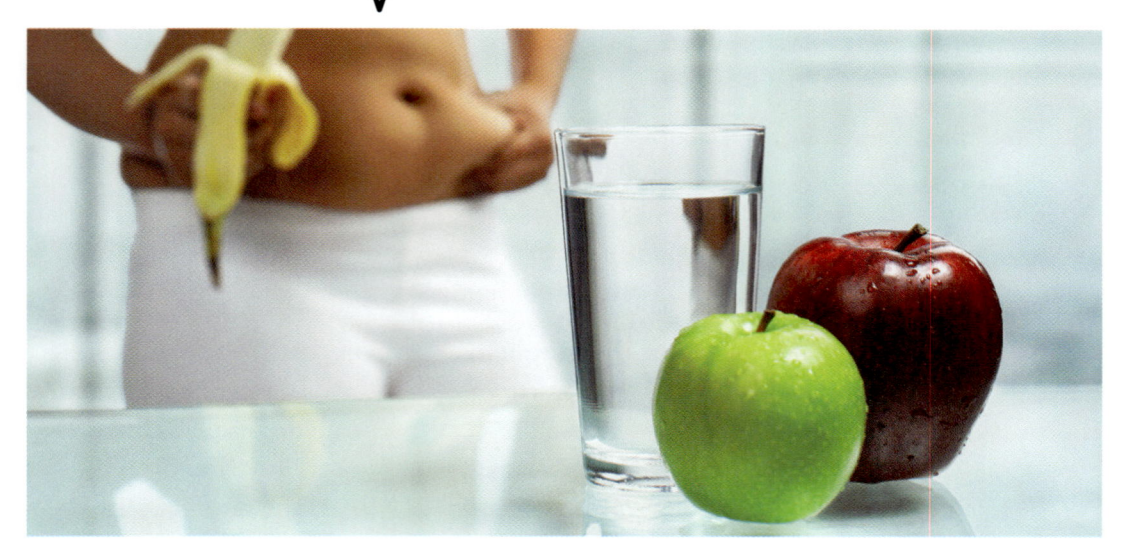

**5** Cuidado com os sucos industrializados! Conforme demonstrado pela Instituição Brasileira de Defesa do Consumidor (IDEC), os sucos industrializados podem conter tanto açúcar quanto os refrigerantes. São produtos que, apesar de apresentarem rótulos apelativos e com imagens de frutas, não contêm quantidades significativas delas. Os refrescos em pó industrializados são produzidos com polpa de fruta, o que representa cerca de 1% ou menos do produto. Dessa forma, a quantidade utilizada da fruta ou de sua polpa não deve ser considerada uma fonte de frutas com seus benefícios.

**6** Atente-se ao consumir cereais industrializados, pois a maioria desses cereais, geralmente destinados à refeição matinal, é feita com quantidades variáveis de açúcar adicional, de forma que nem sempre são escolhas saudáveis. Produtos como a gelatina e a geleia, mesmo obtendo status de produtos saudáveis, também contêm elevada concentração de açúcar em seus componentes.

**7** Refrigerantes contêm quantidades elevadas de açúcar e favorecem o sobrepeso e a obesidade, além de não possuírem nenhum nutriente. Além disso, os produtos como maionese, salgadinho, extrato de tomate e empanado de frango podem conter elevadas quantidades de gorduras saturadas e/ou sódio. Sendo assim, uma alimentação baseada nesses alimentos industrializados pode se associar a agravos à saúde, particularmente ao aumento dos níveis pressóricos e às doenças cardiovasculares, as quais lideram o ranking de mortalidade.

## Capítulo 11 — Mude seus hábitos!

**8** Você sabia que o excesso de sal nas alimentações diárias é prejudicial à saúde? Vários estudos demonstraram a associação entre o consumo excessivo de sódio e o aumento da pressão sanguínea, que também é conhecida como *hipertensão*, que é a maior causa de doenças cardiovasculares. Outros efeitos adversos à saúde associados à elevada ingestão de sódio incluem câncer gástrico, osteoporose, catarata, cálculos renais, redução na densidade óssea, diabetes e possivelmente obesidade, fumo e sedentarismo. A evidência científica em relação à ligação entre a ingestão de sódio e a elevação da pressão arterial é atualmente apontada como o mais forte entre todos os fatores relacionados à dieta e associados a doenças cardiovasculares. Calcula-se que 62% dos casos de acidente vascular cerebral e 49% das doenças coronarianas sejam causados pela elevada pressão sanguínea.

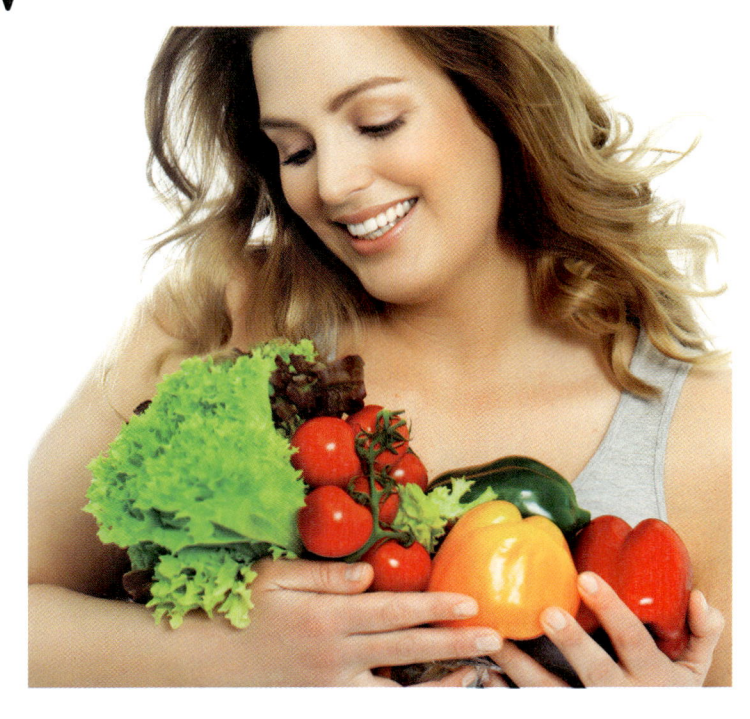

**9** O micro-ondas afeta os alimentos e a saúde? Existem prós e contras. Os prós se destacam pelo fato de que o aquecimento da comida no micro-ondas permite que menos vitaminas, sais minerais e nutrientes se percam no cozimento. Tal processo não é prejudicial, pois a radiação cessa quando o forno é desligado, além de economizar energia, pois requer menos tempo que os fornos convencionais. Por outro lado, oferece risco à saúde caso a comida não seja aquecida homogeneamente, pois não elimina todas as bactérias.

**10** Evite consumir produtos processados, como salame, bacon, presunto curado e salsicha; essas carnes processadas são ricas em gorduras e elevam o risco de certos tipos de câncer.

# Substitua alimentos que animam instantaneamente por alternativas saudáveis.

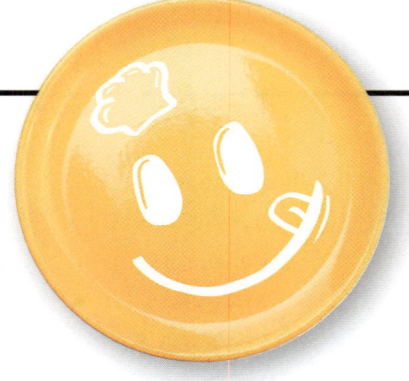

### GRÃOS REFINADOS
Por mais que esses alimentos sejam de fácil ingestão, eles provocam picos rápidos de açúcar no sangue, liberando a energia imediatamente, porém seu efeito tem pouca durabilidade. Além disso, os grãos refinados são pobres em fibras, diferentes de seus grãos originários, que são os integrais.

**ALTERNATIVAS SAUDÁVEIS:**
Prefira os produtos integrais, como o arroz, grãos, aveia e quinoa.

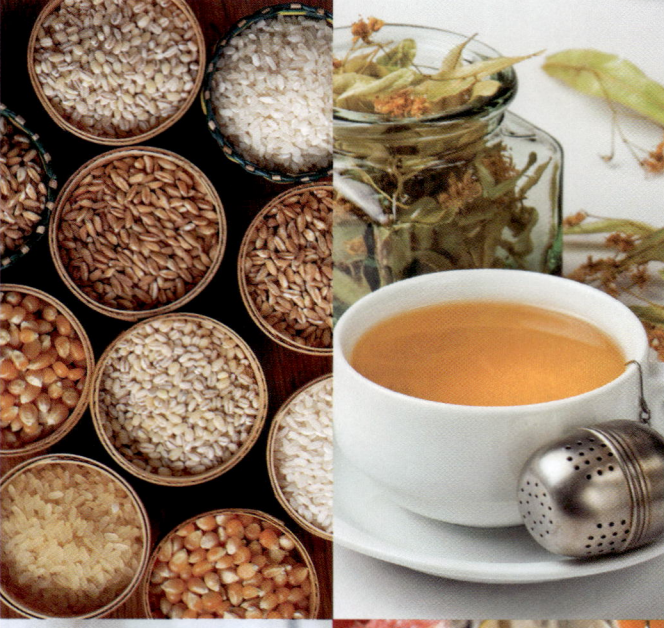

### CHÁ E CAFÉ
A cafeína dessas bebidas provoca a liberação de muitas substâncias químicas, como a adrenalina. Esse processo influencia na liberação de açúcar no sangue, o que faz com que as pessoas se sintam motivadas e energizadas. Porém esse efeito tem curto prazo, e, em poucas horas, as pessoas sentem-se novamente cansadas.

**ALTERNATIVAS SAUDÁVEIS:**
Substitua por infusões de frutas ou ervas.

### ALIMENTOS COM AÇÚCAR
Muito calóricos e com poucos nutrientes, os doces produzem uma rápida elevação de açúcar no sangue. Mas o efeito dura muito pouco, e a queda brusca intensifica a sensação de fome e cansaço.

**ALTERNATIVAS SAUDÁVEIS:**
Substitua alimentos que contenham muito açúcar por outros tão deliciosos, porém mais saudáveis, como o damasco seco, passas ou frutas secas.

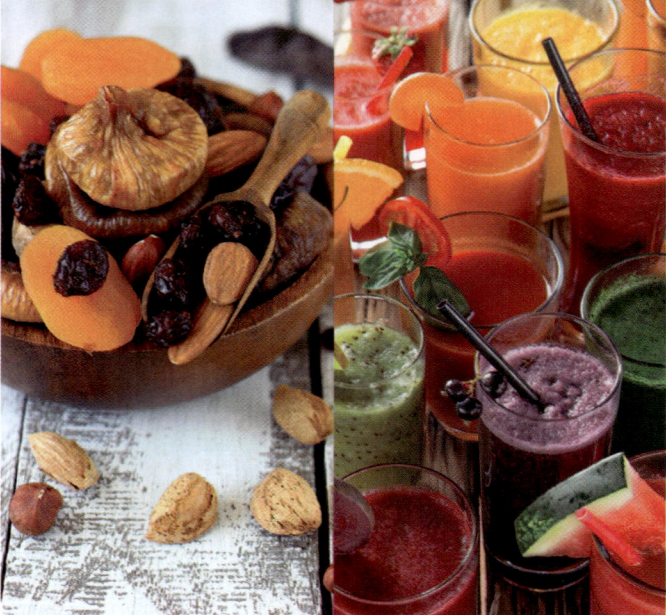

### REFRIGERANTES
Os refrigerantes, de todos os alimentos listados, são os mais problemáticos, pois não possuem nutriente algum, além de ter uma quantidade excessiva de açúcar, prejudicial ao organismo.

**ALTERNATIVAS SAUDÁVEIS:**
Troque o refrigerante por sucos de frutas naturais, vitaminas preparadas com leite de soja, arroz ou desnatados.

*Capítulo 11* — *Mude seus hábitos!*

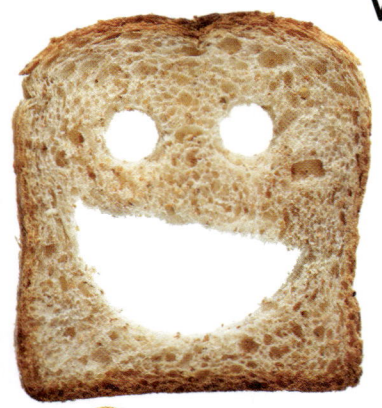

# Em vez de *manteiga*...

*Algumas dicas saudáveis e deliciosas para espalhar nos pães que substituem a tão presente manteiga nas refeições diárias.*

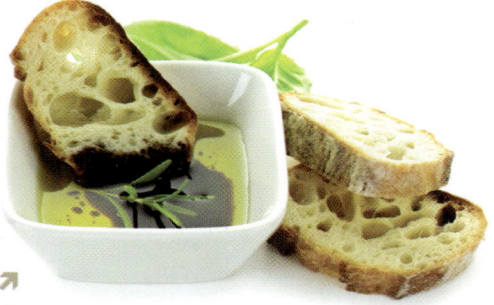

**ÓLEOS**
Use um pouco de azeite de oliva extravirgem prensado a frio sobre o pão. Outra opção saudável e deliciosa é o óleo de nozes.

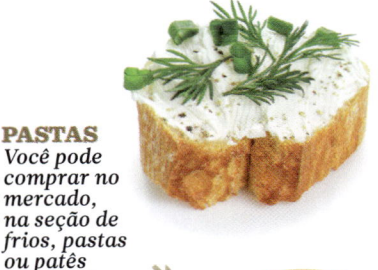

**ABACATE**
Rico em ácidos graxos, vitaminas, minerais e fibras, é uma deliciosa opção. Basta amassar o abacate como uma pastinha para sanduíches. Você pode incrementar com temperos, como pimenta-do-reino, noz-moscada, cheiro-verde, sal, limão e azeite. Fica saboroso e irresistível.

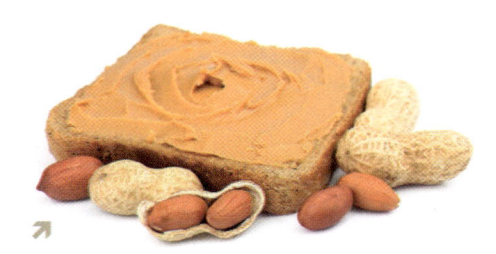

**QUEIJOS MAGROS**
No lugar de manteiga, use queijo cottage ou ricota fresca.

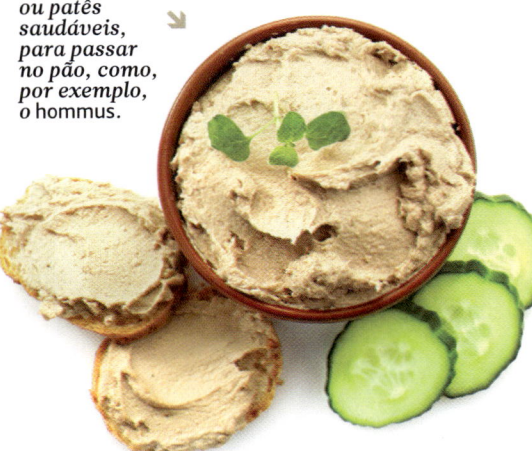

**PASTAS**
Você pode comprar no mercado, na seção de frios, pastas ou patês saudáveis, para passar no pão, como, por exemplo, o hommus.

**MANTEIGA DE AMENDOIM**
Primeiramente, caso vá comprar no mercado, procure optar por uma marca que não contenha óleos parcialmente hidrogenados. Você mesmo pode fazer manteiga de amendoim caseira, com uma receita prática e fácil: em um processador de alimentos, bata 500g de amendoim torrado com ¼ de xícara de chá de óleo de amendoim e ½ colher de chá de sal. Bata até obter a textura a gosto, podendo ser lisa ou com pedaços de amendoim.

# Combata a falta de energia com sucos ENERGÉTICOS

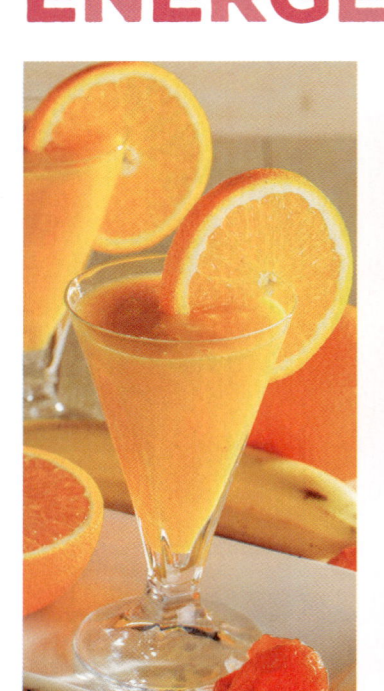

## Para acordar!

**ESSA MISTURA É RICA EM VITAMINAS DO COMPLEXO B**

Bata no liquidificador 1 xícara de chá de leite de soja ou de arroz, 1 banana, 4 damascos secos, 1 colher de chá de mel e uma pitada de noz-moscada.

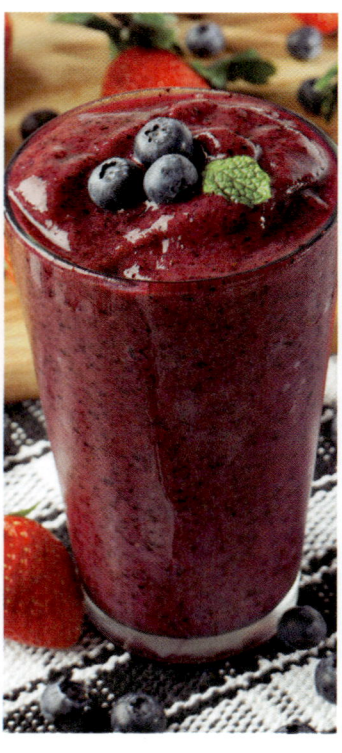

## Energize-se por meio de frutas vermelhas!

**ESSE SUCO É DELICIOSO E RICO EM VITAMINA C**

Basta bater no liquidificador morangos e blueberries, depois adicione suco de laranja com algumas gotas de limão.

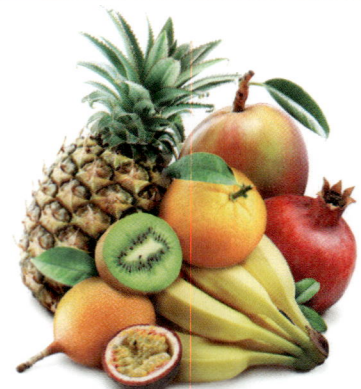

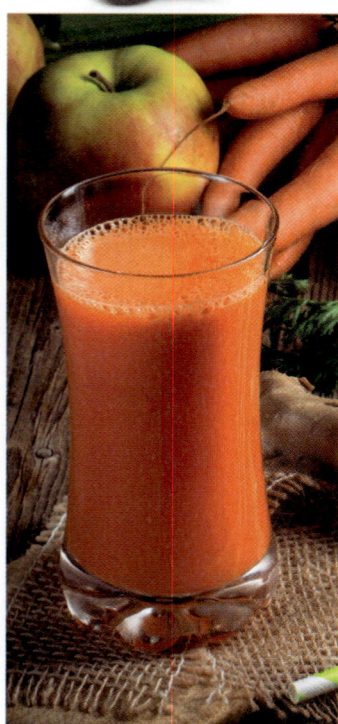

## Livre-se do cansaço!

Prepare um suco de laranja com beterraba, maçã, cenoura e uma fatia de gengibre, batendo todos os ingredientes no liquidificador.

Capítulo 11  Mude seus hábitos!

# Alimento perfeito

*Para suportar o stress diário, podemos criar resistência por meio da alimentação, com base na dieta correta e no consumo ideal de água. Um dos efeitos do stress é o risco de deficiência vitamínica ou desidratação, e, para superar tal escassez, precisaremos de ajuda externa.*

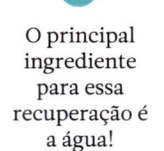

- O principal ingrediente para essa recuperação é a água!

- Quanto mais velhos ficamos, mais temos tendência a diminuir a sede e assim beber pouca água, por isso as células acabam se desidratando.

- Sabemos que o nosso corpo é composto de até **60%** de água, e ela é responsável pelo transporte de nutrientes e outras substâncias importantes para tecidos e células, e também tem a função de regularizar a temperatura corporal.

- Ingerir água é ideal para aliviar os sintomas de desidratação, como o cansaço e os pensamentos desordenados.

- É importante beber água ao longo do dia; trace uma meta para beber, diariamente, pelo menos oito copos ou dois litros de água.

# Teste

## SEUS NERVOS SÃO RESISTENTES À TENSÃO?

RESPONDA ÀS PERGUNTAS APENAS COM *sim* OU *não*. ESTE TESTE IDENTIFICARÁ SE VOCÊ ESTÁ TRANQUILO OU VIVENDO SOB GRANDE PRESSÃO

**Questão 1** — Pratica esportes ao menos uma vez por semana? sim / não

**Questão 2** — Dorme bem durante a noite? sim / não

**Questão 6** — Só consegue ser realmente produtivo quando está estressado? sim / não

**Questão 7** — Consegue desligar-se de suas atividades profissionais nos fins de semana? sim / não

**Questão 8** — Seu peso corporal e sua pressão arterial estão dentro do padrão? sim / não

**Questão 12** — Você tem bons amigos com quem pode desabafar? sim / não

**Questão 13** — Relaciona-se bem com seus colegas de trabalho? sim / não

**Questão 14** — Tem uma vida sexual satisfatória? sim / não

**Questão 17** — Considera o seu trabalho importante e valioso? sim / não

**Questão 18** — Você é paciente e, nada o tira do sério com facilidade? sim / não

**Questão 19** — Mora em um local tranquilo? sim / não

## Capítulo 11 — Mude seus hábitos!

**Questão 3:** Anseia pelo fim de semana, para praticar esporte ou para fazer algum hobby? sim / não

**Questão 4:** Consegue sair ao ar livre pelo menos meia hora por dia? sim / não

**Questão 5:** Consegue delegar tarefas e dizer não de vez em quando? sim / não

**Questão 9:** Reserva ao menos meia hora do dia para si mesmo? sim / não

**Questão 10:** Considera-se uma pessoa criativa? sim / não

**Questão 11:** Relaxa e medita regularmente? sim / não

**Questão 15:** Reserva um tempo para apreciar as refeições? sim / não

**Questão 16:** Gosta de rir e o faz com frequência? sim / não

**Questão 20:** Come bastante cereais e produtos integrais? sim / não

**Questão 21:** Consegue impor o seu ponto de vista perante outras pessoas? sim / não

### RESULTADO DE COMO ESTÃO SEUS NERVOS

Se respondeu a **9 perguntas ou menos** com "não", você consegue enfrentar a rotina com bastante tranquilidade. Mesmo que esporadicamente fique desanimado, consegue reduzir as tensões que podem prejudicar sua saúde. Ainda assim, não deixe de aproveitar os programas que aliviam o stress e minimizam as situações que provocam tensão.

Se respondeu a 10 perguntas ou mais com "não", você se encontra sob forte tensão e talvez seja o que se pode considerar uma pessoa nervosa. Você anseia por tranquilidade, mas não consegue relaxar. Talvez também sofra de insônia ou de impotência.

### CONCLUSÃO

CONCLUÍMOS QUE ESTÁ MAIS DO QUE NA HORA DE VOCÊ AGIR ATIVAMENTE CONTRA AS TENSÕES INTERNAS BUSCANDO ENERGIA E UMA NOVA ALEGRIA DE VIVER[6]!

[6] *"Sua Saúde em 15 Minutos por Dia"*. Reader's Digest. 2008

# 7 MANEIRAS SAUDÁVEIS DE COMBATER O STRESS COM BOA ALIMENTAÇÃO

Sem dúvida, comer ao sentir stress é um hábito muito ruim, especialmente quando se escolhe para essas ocasiões alimentos hipercalóricos, tais como salgadinhos de pacote. Experimente estas 7 sugestões de alimentos que, comprovadamente, reduzem os níveis de stress.

## 1
UM CUPCAKE FEITO DE GRÃOS INTEGRAIS, COBERTO COM MEL. OS ALIMENTOS RICOS EM CARBOIDRATOS COMPLEXOS ELEVAM OS NÍVEIS DE SEROTONINA, MELHORAM O HUMOR E AJUDAM A RELAXAR.

## 2
UMA PORÇÃO DE SALMÃO ASSADO, TEMPERADO COM LIMÃO. ÔMEGA-3 E ÁCIDOS GRAXOS AJUDAM AS CÉLULAS DO CÉREBRO A FUNCIONAR DE FORMA MAIS PROATIVA E A LIDAR COM O STRESS DE FORMA MAIS EFICAZ.

## 3
UMA BOLA DE SORVETE LIGHT DE BAUNILHA, COM UMA BOLACHA WAFER. ALIMENTOS AÇUCARADOS DIMINUEM OS NÍVEIS DE HORMÔNIOS QUE PRODUZEM ANSIEDADE. UM POUCO DE AÇÚCAR SOBRE A LÍNGUA É SUFICIENTE PARA PRODUZIR O EFEITO E FAZER SENTIR-SE MELHOR!

## 4
COMA BRÓCOLIS COM TEMPERO LIGHT. O BRÓCOLIS TEM ÁCIDO FÓLICO, QUE AJUDA A REDUZIR O STRESS.

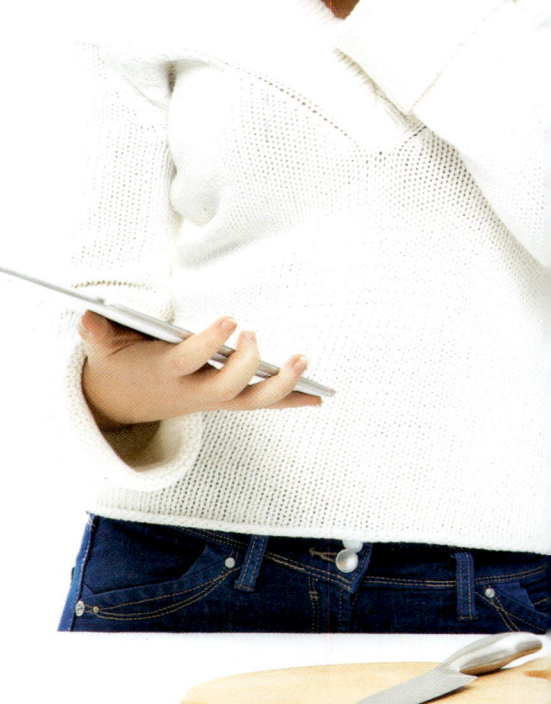

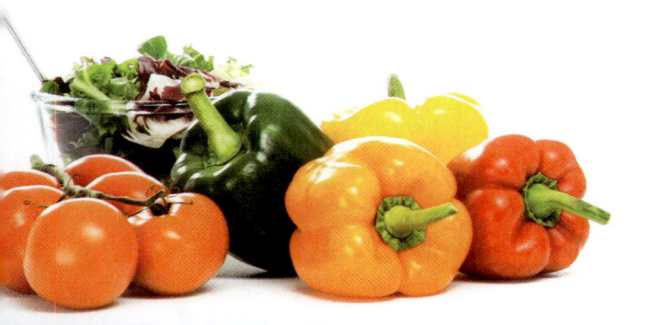

# Capítulo 11 — Mude seus hábitos!

**IMPORTANTE:** NESSAS OCASIÕES, JAMAIS COMA EM EXCESSO – MASTIGUE BEM E DEVAGAR, PARA AJUDAR A DIGESTÃO E PARA SENTIR OS SABORES POR COMPLETO – DESSA FORMA A SENSAÇÃO DE SACIEDADE É MELHOR ASSIMILADA.

## 5
BELISQUE UMA PORÇÃO DE 3 NOZES. ELAS CONTÊM MAGNÉSIO, QUE AJUDA A MANTER OS NÍVEIS DE CORTISOL BAIXO E DÃO AMPLA SENSAÇÃO DE SACIEDADE. NOZES SÃO RICAS EM CALORIAS, POR ISSO, NÃO COMA MAIS DO QUE 3 UNIDADES POR DIA.

## 6
BEBA UM COPO DE LEITE. O LEITE CONTÉM TRIPTOFANO, QUE, QUANDO METABOLIZADO, É CONVERTIDO EM SEROTONINA, QUE MELHORA O HUMOR. ALÉM DISSO, O CÁLCIO, MAGNÉSIO E POTÁSSIO DO LEITE AJUDAM A MANTER A PRESSÃO ARTERIAL BAIXA.

## 7
COMA RABANETES. SÃO RICOS EM ANTIOXIDANTES, PREVINEM O CÂNCER, NÃO CONTÊM GORDURAS, TAMBÉM SÃO RICOS EM FIBRAS, QUE AJUDAM A DIGESTÃO E A EMAGRECER.

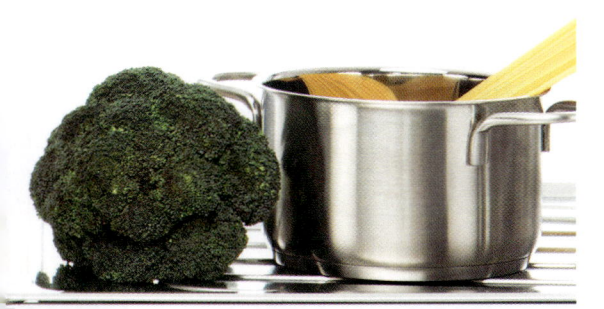

## Referências bibliográficas

### livros para PESQUISAS:

MANHAN, L. K.; ESCOTT-STUMPP, S. *Alimentos, nutrição e dietoterapia.* 9. ed. São Paulo: Roca, 1998.

Reader's Digest. 2008, *Sua Saúde em 15 Minutos por Dia.*

### sites para PESQUISAS:

www.scielo.br/scielo.php?script=sci_arttext&pid=S1980-65742011000300002&lng=pt&nrm=iso#end ↘ *Motivação à prática regular de atividades físicas e esportivas: um estudo comparativo entre estudantes com sobrepeso, obesos e eutróficos.*

pepsic.bvsalud.org/scielo.php?script=sci_arttext&pid=S1414-98931999000300005&lng=pt&nrm=iso#back ↘ *A polêmica em torno do conceito de estresse.*

http://pepsic.bvsalud.org/scielo.php?script=sci_arttext&pid=S1414-98932010000400004&lng=pt&nrm=iso#end ↘ *Estresse e fatores psicossociais.*

http://pepsic.bvsalud.org/scielo.php?script=sci_arttext&pid=S1808-56872005000100007&lng=pt&nrm=iso#mailfm ↘ *Obesidade e tratamento: desafio comportamental e social.*

pepsic.bvsalud.org/scielo.php?script=sci_serial&pid=1808-5687&lng=pt&nrm=iso ↘ *Produção científica sobre estresse.*

pepsic.bvsalud.org/scielo.php?script=sci_arttext&pid=S1516-08582013002200002&lng=pt&nrm=iso#end ↘ *Corpo cuidado, esquecido e simbólico.*

www.brasil.gov.br ↘ *Organização Mundial Da Saúde, Brasil.*

www.brasil.gov.br/saude/2015/04/metade-dos-brasileiros-esta-com-excesso-de-peso ↘ *Metade dos brasileiros está com excesso de peso.*

www.brasil.gov.br/saude/2013/03/uma-em-cada-3-criancas-entre-5-e-9-anos-esta-acima-do-peso-recomendado-pela-oms ↘ *Crianças entre 5 e 9 anos estão acima do peso recomendado pela OMS.*

http://www.brasil.gov.br/saude/2013/10/populacao-acima-de-18-anos-esta-com-excesso-de-peso ↘ *População acima de 18 anos está com excesso de peso.*

www.brasil.gov.br/cidadania-e-justica/2015/03/brasil-supera-baixo-peso-infantil-mas-obesidade-preocupa ↘ *Brasil supera baixo peso infantil, mas obesidade preocupa.*

www.brasil.gov.br/saude/2012/04/estresse ↘ *Estresse*

www.brasil.gov.br/saude/2012/04/pesquisa-aponta-felicidade-e-otimismo-como-fatores-essenciais-para-saude ↘ *Felicidade e otimismo como fatores essenciais para saúde.*

www.estresse.com.br/ ↘ *Estresse.*

www.estresse.com.br/pesquisas/ ↘ *Estresse, pesquisas.*

www.revistanutrire.org.br/files/v39n3/v39n3a06.pdf ↘ *Hábitos nutricionais de adolescentes obesos envolvidos em um programa de orientação nutricional.*

www.revistanutrire.org.br/files/v39n3/v39n3a09.pdf ↘ *Redução de sódio em alimentos: panorama atual e impactos tecnológicos, sensoriais e de saúde pública.*

www.revistanutrire.org.br/files/v39n2/v39n2a06.pdf ↘ *Alimentação saudável na percepção de beneficiários do Programa Banco de Alimentos – Alimentação saudável.*

www.sban.org.br/ ↘ *Sociedade Brasileira de Alimentação e Nutrição.*

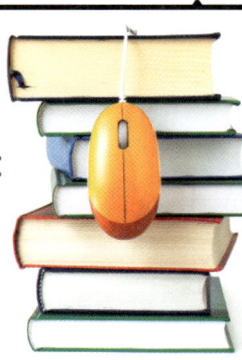

# 10 PASSOS PARA *você se* LIVRAR *do* STRESS

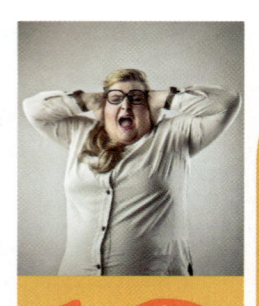

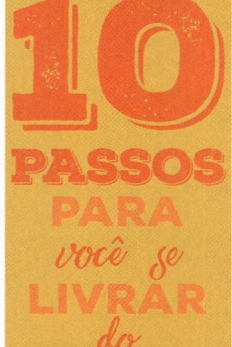

**1.** Identifique as suas fontes de stress, pois é comum que o estressado não saiba o que mais o estressa. Elabore uma lista, primeiro, para eliminá-las definitivamente, depois.

**2.** Simplifique sua vida eliminando obrigações desnecessárias. Liste as coisas que você faz, rotineiramente, e que o aborrecem. Elimine-as e fique apenas com as que lhe proporcionam prazer.

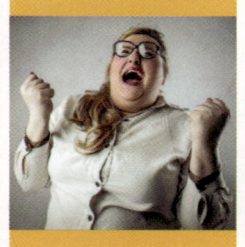

**3.** Seja pontual. Quer coisa mais estressante do que correr atrás do horário? A pontualidade deve ser cultivada como uma virtude natural, não como "obrigação".

**4.** Aprenda a delegar funções. Mesmo em casa, não se sobrecarregue, não queira ter controle sobre tudo.

**5.** Lute contra a desorganização. O indivíduo organizado sabe onde está cada coisa e tem métodos para fazer compras, pagar contas etc. Isto é, ele se estressa menos.

**6.** Execute uma tarefa de cada vez. Fazer várias coisas ao mesmo tempo dá a falsa impressão de que está fazendo com mais rapidez e é muito estressante.

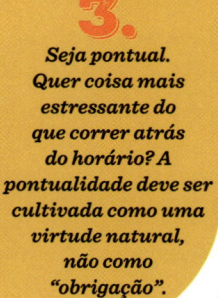

**7.** Faça o que lhe dá prazer mais devagar. Aprenda a abrandar o ritmo, a saborear a comida, a desfrutar das coisas boas.

**8.** Faça pausas durante o trabalho, relaxe, converse com alguém, leia uma página de um livro de sua predileção. E, nas pausas, fique longe do computador.

**9.** Ao terminar seu turno, desligue-se do trabalho, não o carregue na cabeça, não fique pensando nele. Ocupe-se de tarefas pessoais, até a hora de dormir.

**10.** Cultive um hobby ou vários deles. Hobbies têm uma função antiestressante formidável.

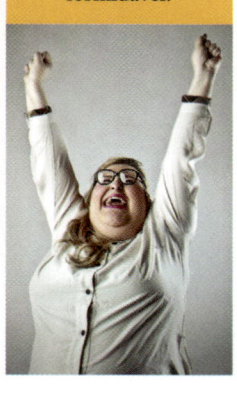

---

Copyright © 2015
by Ediouro Publicações Ltda.

Todas as marcas contidas nesta publicação bem como os direitos autorais incidentes são reservados e protegidos pelas Leis n.º 9.279/96 e n.º 9.610/98. É proibida a reprodução total ou parcial, por quaisquer meios, sem autorização prévia, por escrito, da editora.

**DIRETORIA:** Jorge Carneiro e Rogério Ventura; **Diretor Editorial:** Henrique Ramos; **REDAÇÃO: Editor-chefe:** Daniel Stycer; **Editoras:** Eliana Rinaldi e Renata Meirelles; **Equipe Editorial:** Adriana Cruz, Sandra Ribeiro, Débora Justiniano, Hugo Wyler Filho, Juliana Borges, Lívia Barbosa, Verônica Bareicha, Daniela Mesquita, Dalva Corrêa, Maria Flavia dos Reis e Jefferson Peres; **ARTE:** Leo Fróes, Raquel Soares, Franconero Eleutério, Julio Lapenne, Laércio Costa, Jefferson Gomes, Talitha Magalhães e Raphael Bellem; **Edição e Tratamento de Imagem:** Luciano Urbano, Reinaldo Pires e Cristian Barboza; **Diagramação:** Maria Clara Rodrigues e Evandro Matoso; **Produção Gráfica:** Jorge Silva; **Tecnologia da Informação:** Márcio Marques; **Marketing:** Everson Chaves (coordenação); Cássia Nascimento, Patrícia Reis, Luiza Martins e Jully Anne Costa; **Controle:** William Cardoso e Clayton Moura; **Circulação:** Luciana Pereira, Sara Martins, Wagner Cabral e Alexander Lima; **EDIOURO PUBLICAÇÕES DE PASSATEMPOS E MULTIMÍDIA LTDA.** Rua Nova Jerusalém, 345, CEP 21042-235 – Rio de Janeiro, RJ. Tel.: (0XX21) 3882-8200, Fax: (0XX21) 2290-7185; Distribuição: Dinap Ltda. – Distribuidora Nacional de Publicações, Rua Dr. Kenkiti Shimomoto, nº 1678, CEP 06045-390 – Osasco – SP. Tel.: PABX (0XX11) 3789-3000.

## PROJETO E REALIZAÇÃO

**CRIATIVO**
MERCADO EDITORIAL

PUBLISHER
Carlos Rodrigues
DIRETORA FINANCEIRA
Esilene Lopes de Lima
AUTORA
Iasmin Jacobino
DIREÇÃO DE ARTE
Marcos Freitas
EDITOR
René Ferri

### SOBRE A AUTORA

**IASMIN JACOBINO VAZ DE CARVALHO** nasceu em 1990, na cidade de Araraquara, interior de São Paulo, formada em direito pela Universidade de Araraquara. Durante o curso de Direito, fez trabalho voluntário de um ano e meio no bairro São Rafael, periferia de Araraquara, trabalhando com menores infratores e seus familiares, o que elevou maior interesse por essa área do direito social e resultou na tese de defesa da monografia, com o tema intitulado "A eficácia das medidas socioeducativas aplicadas ao menor infrator".

---

TODAS AS INFORMAÇÕES CONTIDAS NESSA PUBLICAÇÃO TEM APENAS CARÁTER INFORMATIVO. ELES NÃO TÊM O OBJETIVO DE PROPORCIONAR ORIENTAÇÃO MÉDICA. NEM OS EDITORES, NEM O AUTOR E NEM A EDITORA SE RESPONSABILIZAM POR QUAISQUER CONSEQUÊNCIAS POSSÍVEIS ORIUNDAS DE QUALQUER TRATAMENTO, PROCEDIMENTO, EXERCÍCIO, MODIFICAÇÃO ALIMENTAR, AÇÃO OU APLICAÇÃO DE MEDICAÇÃO RESULTANTE DA LEITURA OU APLICAÇÃO DAS INFORMAÇÕES AQUI CONTIDAS. A PUBLICAÇÃO DESSAS INFORMAÇÕES NÃO CONSTITUI PRÁTICA DE MEDICINA, E ELAS NÃO SUBSTITUEM A ORIENTAÇÃO DE SEU MÉDICO OU DE OUTROS PROFISSIONAIS DA ÁREA MÉDICA. ANTES DE SE SUBMETER A QUALQUER TRATAMENTO, É EXPRESSAMENTE RECOMENDADO QUE O PACIENTE DEVA PROCURAR ATENDIMENTO MÉDICO OU DE OUTRO PROFISSIONAL DA ÁREA DA SAÚDE.